「なんとなく…」の不安や疲れがスーッと消える

「自律神経を整える1日の過ごし方」を聞いてきました

順天堂大学医学部教授
小林弘幸

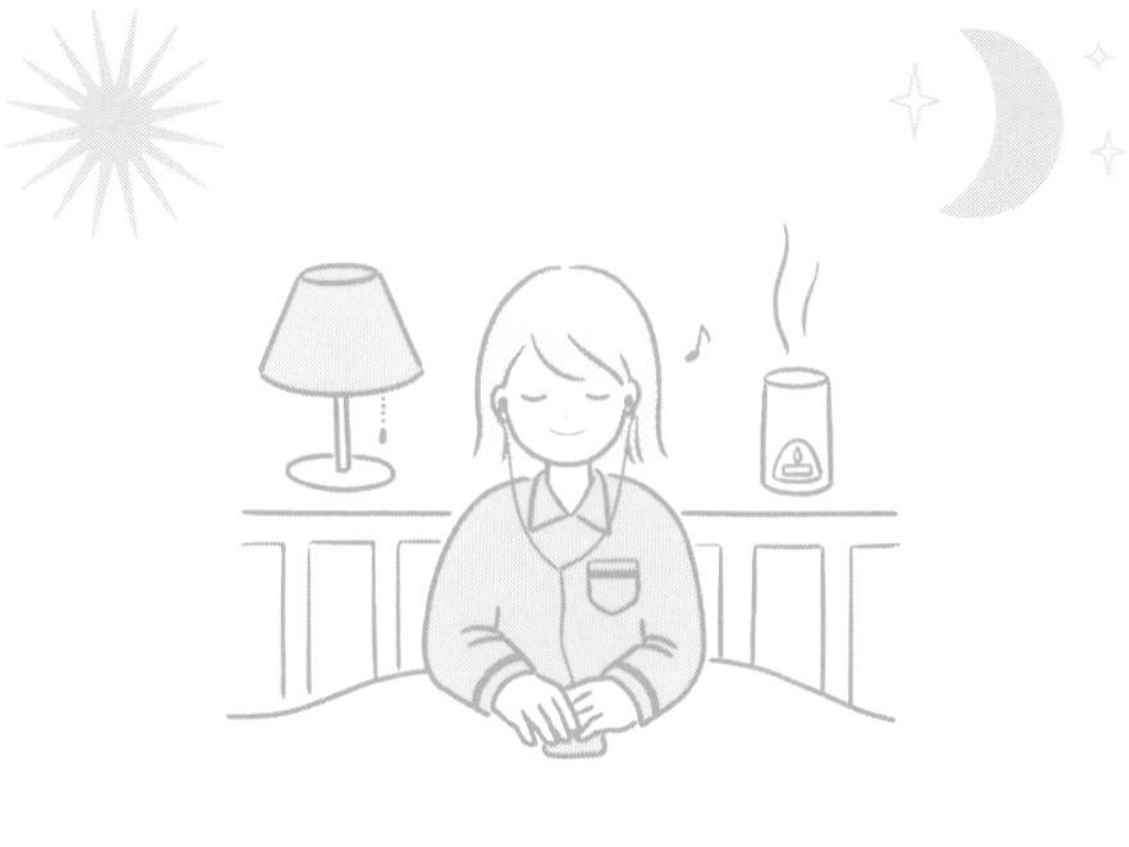

日本実業出版社

あてはまったら
自律神経が乱れて
いるかも!?

「なんとなく…」の悩みを抱えていませんか?

自律神経が乱れているときの症状

- □ すぐ疲れる
- □ やる気が出ない
- □ イライラしやすい
- □ 緊張しやすく、ストレスがたまりやすい
- □ 便秘か下痢の症状がある
- □ 食欲がない
- □ 肩が凝っている
- □ 気が散りやすい
- □ いつも不安
- □ 頭痛がある
- □ 思考力、決断力の低下が気になる
- □ 寝ても疲れが取れない

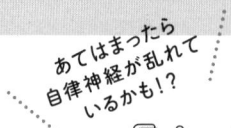

はじめに

1円玉の20万分の1ほどの小さなウイルスが、私たちの生活を大きく変えました。

新型コロナウイルス感染症が世界中に拡がる中、それまで当たり前だった日常が日常ではなくなりました。買い物、飲食、移動が制限され、「三密の回避」「マスク着用」「手洗い消毒の励行」の慣習が、今では自然の光景になっています。

働く人たちの「普通」も様変わりしました。テレワーク、オンライン会議、会食禁止、外出自粛など以前までは考えられないことが続いています。会社に行ってもつねに感染の不安を抱えたり不慣れな在宅勤務に戸惑ったりする人も多くいます。

私は、新型コロナウイルスを「モンスター」として捉えています。

モンスターは、パンデミックを引き起こして多くの人の命を奪っただけでなく、経済活動にも大きなダメージを与えました。

それでも、ワクチン接種が進み、特効薬が開発されれば、この混乱は少しずつ収ま

っていくと考えています。モンスターは、変異を繰り返しながらも他のウイルスが辿ったように、やがては人を死に至らしめるのではなく、弱く長くとどまり続ける生存戦略をとるからです。

ところが、モンスターは、私たちの心まで支配しました。

今、世界中で「嫌悪」が充満しています。

「憎悪」や「忌み嫌う」「キモい」といった嫌悪感は、もともと太古の人類が、感染症や病原菌から身を守るために身につけたものだといいます。

命を脅かす敵や動物と出遭ったり、目前に危機が迫ったりしたときの「恐怖」とは違って、嫌悪は、死を招くリスクの高いウイルスや細菌といった目の見えないものを避けるために進化した感情だと考えられています。

このモンスターは、人々の心を、嫌悪で満たしました。

感染した人への差別、お互いがお互いを監視する社会、意見の合わない人への攻撃、分断、偏見、自分勝手な振る舞い……。これらはモンスターへの過剰なまでの嫌悪感

がもたらしたといっても良いでしょう。

そこまでいかなくても、このコロナ禍で「ストレスが増した」「眠れない」「なんとなく体調が優れない」「落ち込むことが多い」といった人も急増しました。

なぜなら、この嫌悪という感情によって、自律神経のバランスが大きく乱れてしまうからです。

自律神経とは、わかりやすくいえば、内臓器官のすべて、とくに血管をコントロールしている神経です。

私たちが意識しなくても、心臓は自律して動き、呼吸はつねに繰り返されています。食事をすれば自然に胃腸が消化・吸収し、暑ければ汗を出し、寒いときには血管を縮めて体温調節をします。これら私たちの生命活動に不可欠な呼吸や代謝、発汗や血流などを24時間休むことなくコントロールしているのが自律神経なのです。

自律神経は「交感神経」「副交感神経」という2つの神経から構成され、対照的な役割を果たしながら、体内環境を一定に保つように働いています。

わかりやすく車の機能にたとえると、交感神経はアクセルです。交感神経の働きが

高まると、血管が収縮して、血圧は上昇し、気分までアグレッシブで活動的なほうへと向かいます。

副交感神経は車でいえばブレーキです。この働きが高まると、血管を適度に緩め、心拍数を下げて、気分もリラックスした冷静なほうへと向かいます。

この「アクセル＝交感神経」と「ブレーキ＝副交感神経」が交互に強く働いて、体をコントロールしているのです。

ところが、現代社会に生きる私たちは、つねに自律神経のバランスが乱れやすい環境で暮らしています。

自律神経が乱れる原因は、仕事や対人関係によるストレス、昼夜逆転や睡眠不足などの生活サイクルの乱れ、不規則な食事などさまざま。怒りや不安などの感情や天気や気温、気圧の変化なども影響していきます。

これらがきっかけとなって、副交感神経の働きはダウンし、つねに交感神経が優位な状態になってしまい、バランスが乱れてしまうのです。

そこに、大きなストレスとなるコロナ禍が襲いかかりました。

自律神経の乱れは、心と体の不調を招きます。なんとなく調子が出なかったりやる気が起きなかったり、疲れやすさやだるさをまずは感じます。また、血流の悪化による頭痛や肩こり、内臓機能の低下による便秘や下痢、肌荒れも起こります。自律神経の乱れを放置しておくと、確実に命にかかわる病につながるのです。

仕事にも大きく影響します。パフォーマンスは低下し、単純なミスを繰り返し、作業の効率も低くなります。さらに、職場の人間関係でも大なり小なりのトラブルが生じます。そして、心が簡単に折れるようになってしまうのです。

では、自律神経を大きく乱すストレスをなくせばいいのでしょうか？

残念ながら、ストレスはどうしようとも消えてなくなることはありません。

大切なことは、自律神経が乱れたときに、その状態を認め、見極めたうえで、どうやって改善していくかを考えることなのです。

つまり、自律神経を整えることができるのは自分自身だけなのです。

自律神経が乱れると、心と体は、わずかなＳＯＳのサインを発します。そのサインに耳を傾け、しっかり受け取る。そして、自分を惑わす環境や要素を見つけ出してつぶしたり、避けたりすることができるような習慣を持つことが重要です。

この習慣を、みなさんには若いうちにしっかり身につけてほしいと思っています。

本書は、働き始めて数年という若い人たちが直面する、1日の中で自律神経が乱される状況をいくつか挙げ、そこに私が自律神経を研究してきたことから見えてきた医学的なメソッドに加え、私自身が自律神経を整えるために実践している考え方や人との接し方などを紹介していきます。

「働くってつまらないな」「このままだと将来が不安だ」と感じたり、今、なんとなく不調を抱えたりしながら仕事をしているビジネスパーソンだけでなく、就職を考えている大学生にも、参考にしていただけることを切に願っています。

2021年10月

小林弘幸

「なんとなく…」の不安や疲れがスーッと消える
「自律神経を整える1日の過ごし方」を聞いてきました

目次

第1章 「前向きになる」朝の過ごし方

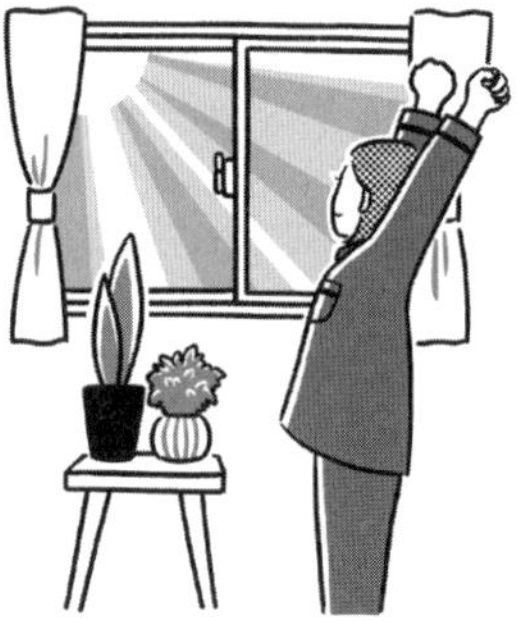

第2章

「落ち込みすぎない」午前中の過ごし方

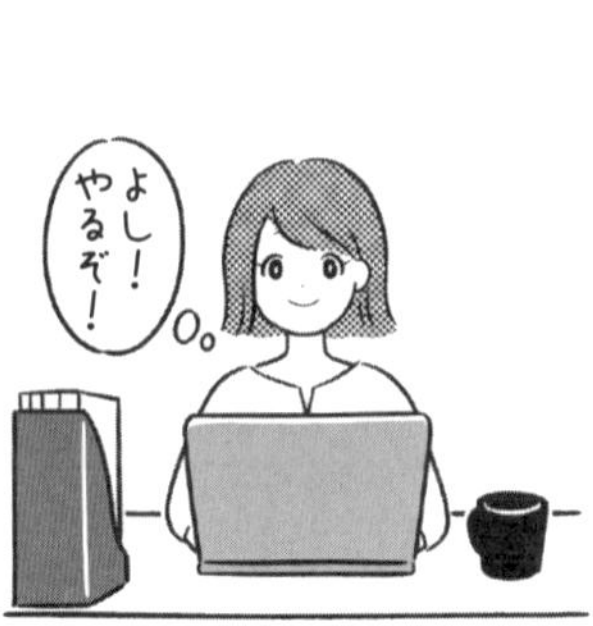

第3章

「気にしすぎない」お昼休みの過ごし方

第4章

「とりあえず相談する」午後の過ごし方

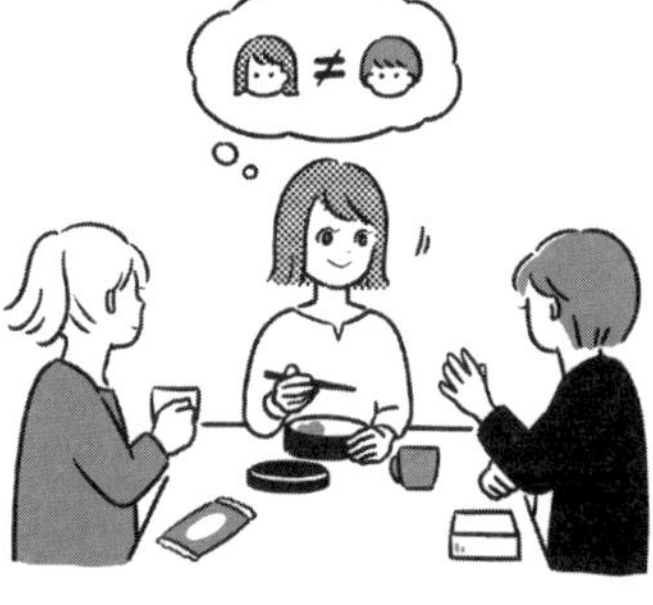

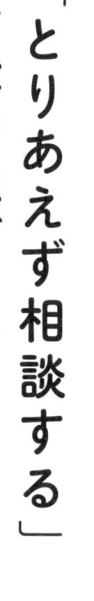

第5章 「思いきって断る」夕方の過ごし方

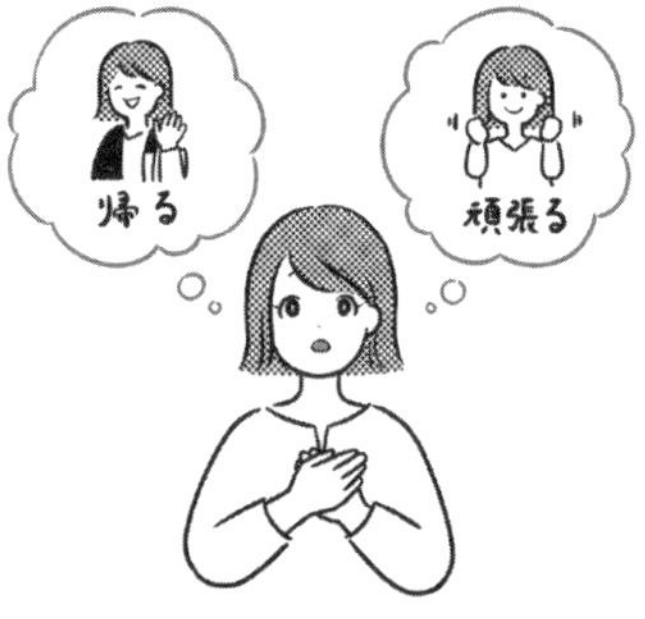

第6章
「心配しすぎない」夜の過ごし方

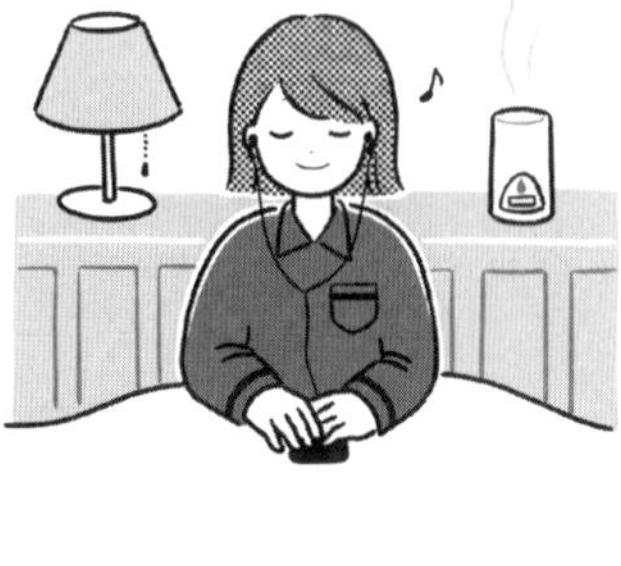

自律神経は「**交感神経**」「**副交感神経**」**という２つの神経**から構成され、対照的な役割を果たしながら、体内環境を一定に保つように働いています。

交感神経はストレスや緊張などによって、急激に活性化します。一方で、副交感神経が活性化するスピードはおだやかです。驚いたときに急に心臓がドキドキしますが、その後、安心しても脈拍がすぐに普通の状態に戻らないのはそのためです。

交感神経と副交感神経は、左上の図のように、片方が活発なときは、もう片方の働きが抑えられるというバランスで働き「**昼間は交感神経が活発**」「**夜は副交感神経が活発**」になっています。

では、自律神経のバランスが整っている、というのはどのような状態なのでしょうか？

それは、**交感神経と副交感神経のバランスが１対１の状態**です。それぞれの神経が高いレベルで活動している、いうなれば、車の機能でいうアクセルもブレーキもしっかり働いている状態が理想的です。心身の健康にとってもベストな状態で、人の心と体のパフォーマンスをもっとも高めてくれます。

この本では、自律神経のバランスを整えるための、生活習慣や考え方、そして人との接し方を紹介していきます。

「自律神経が整う」とはどんな状態？

「交感神経」と「副交感神経」の理想的なバランス

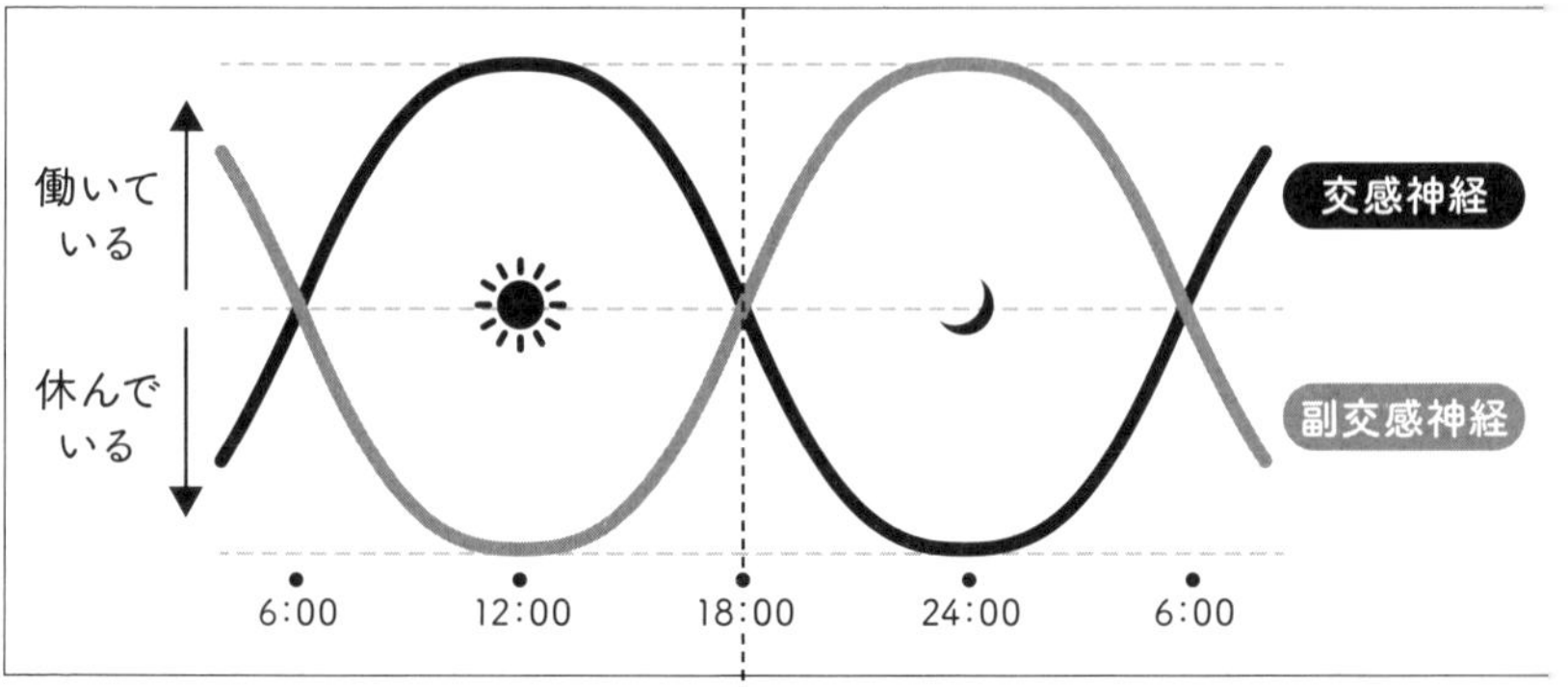

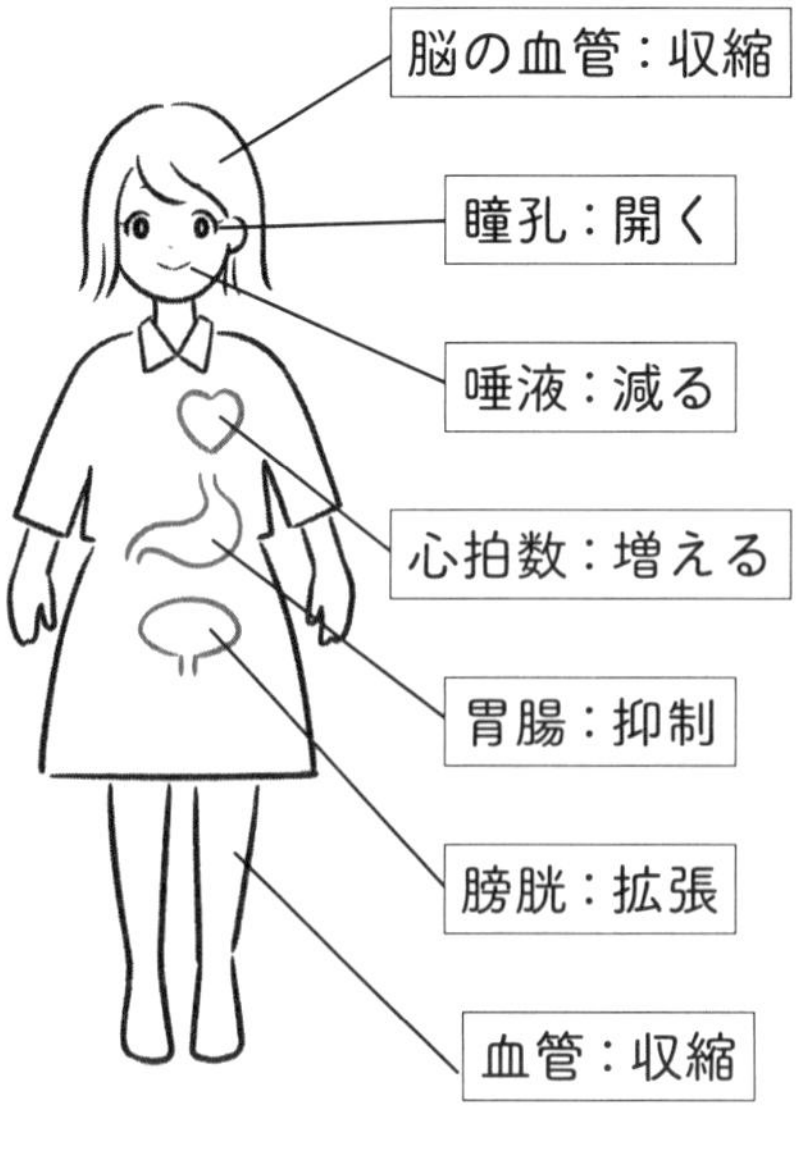
〔交感神経が活発〕

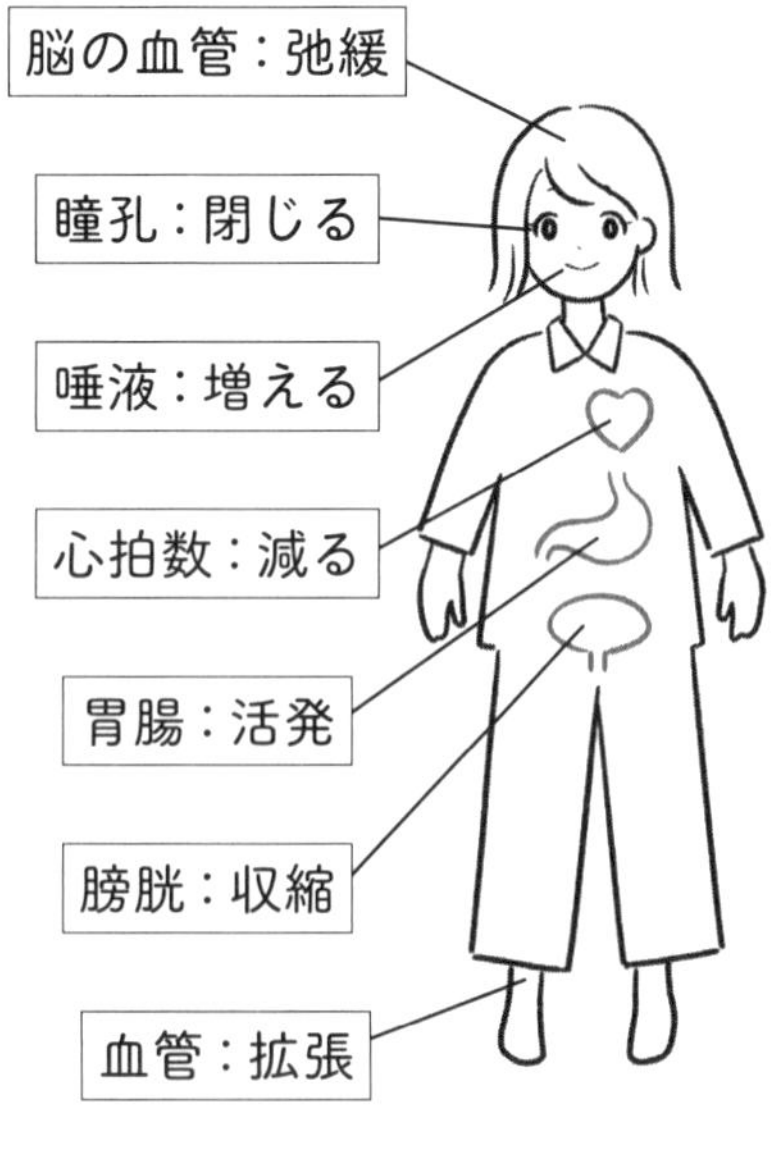
〔副交感神経が活発〕

01 今日も会社に行かないと。仕事をしないと、○○しないと。

▼朝の目覚めで、頭と体をアクティブモードにする

最近、毎朝、目覚めると、「あ〜、今日も会社か……」と思ってしまいます。とくに大事な会議がある日は、このままベッドにいたいなあと……。「仕事を辞めちゃおうかな」と考えてしまうこともあります。

高熱やおなかが痛いなどの症状がなくても、なんとなく会社に行きたくない……と思うことは、誰にでもあることです。

じつは、私も仕事なんか行きたくないと、若いときはよく思っていました。とくに日曜日の夕方は、必ずといっていいほど憂うつになっていました。*

そうなんですか？　意外でした。

＊オンとオフの差が激しい

日曜日の夕方になると憂うつになり、倦怠感や体調不良につながる症状は『サザエさん症候群』といわれます。欧米では仕事が始まる月曜日のことを『ブルー・マンデー』と呼びますが、どちらも休日と平日の過ごし方にオンとオフの差が激しいことが原因です。

吹き出し「＊」マーク

本文の内容を、より詳しく、医学的に、解説しています。

登場人物

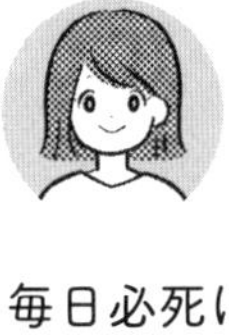

社会人２年目
企画部所属

毎日必死に仕事に励んでいる。「なんとなく…」の不安や疲れを感じることが多く、謎の不調に悩んでいる。

小林先生に聞いてきました！

「自律神経を整える過ごし方」解説ページ

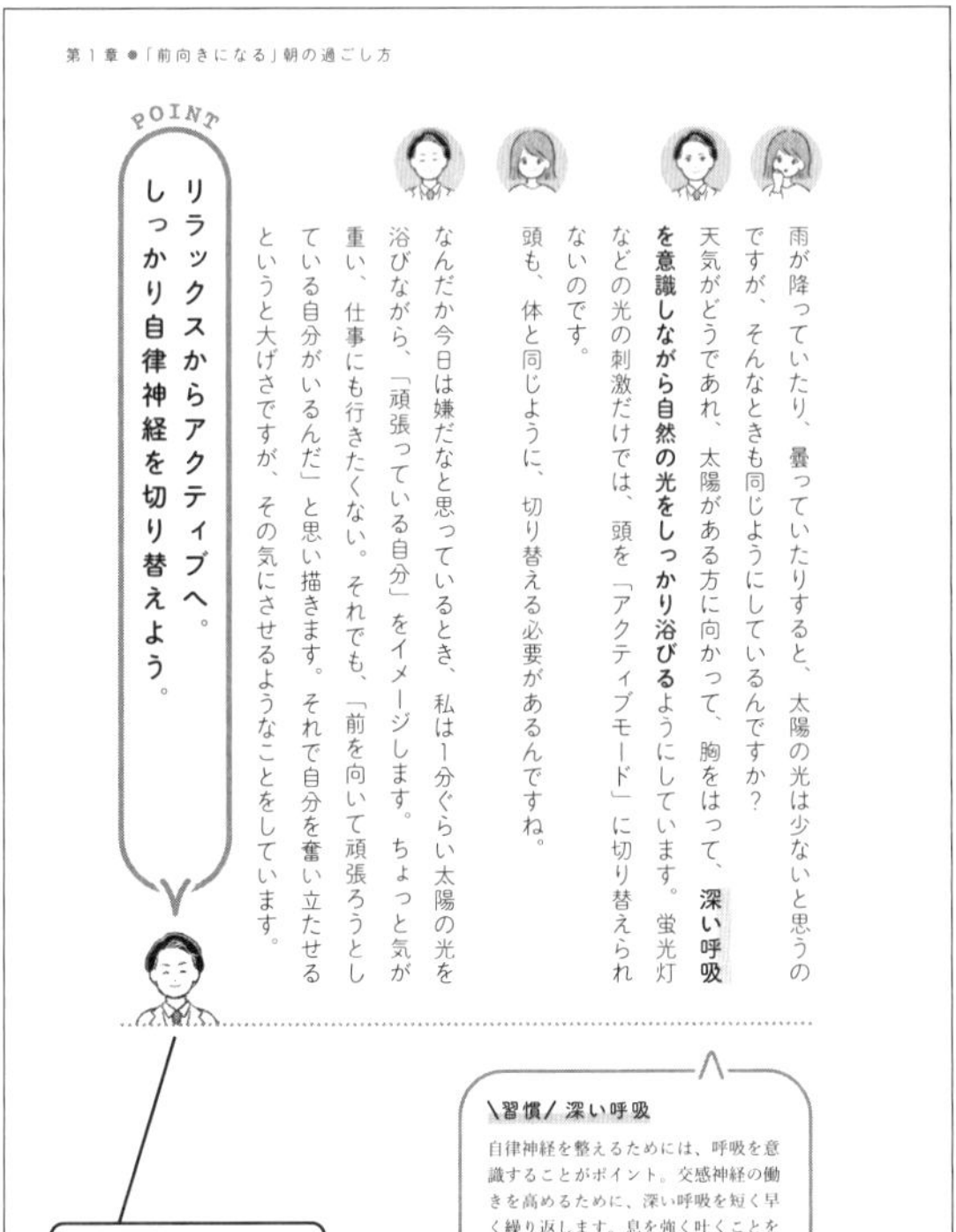
第１章●「前向きになる」朝の過ごし方

雨が降っていたり、曇っていたりすると、太陽の光は少ないと思うのですが、そんなときも同じようにしているんですか？

天気がどうであれ、太陽がある方に向かって、胸をはって、**深い呼吸を意識しながら自然の光をしっかり浴びる**ようにしています。蛍光灯などの光の刺激だけでは、頭を「アクティブモード」に切り替えられないのです。

頭も、体と同じように、切り替える必要があるんですね。

なんだか今日は嫌だなと思っているとき、私は１分ぐらい太陽の光を浴びながら、「頑張っている自分」をイメージします。ちょっと気が重い、仕事にも行きたくない。それでも、「前を向いて頑張ろうとしている自分がいるんだ」と思い描きます。それで自分を奮い立たせるというと大げさですが、その気にさせるようなことをしています。

POINT
リラックスからアクティブへ。
しっかり自律神経を切り替えよう。

＼習慣／ 深い呼吸

自律神経を整えるためには、呼吸を意識することがポイント。交感神経の働きを高めるために、深い呼吸を短く早く繰り返します。息を強く吐くことを意識しながら、10～15回ほど呼吸をすることで脳も体もスッキリします。

登場人物

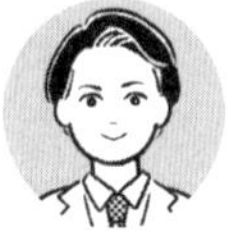

小林弘幸先生

順天堂大学医学部教授。
自律神経研究の第一人者。
さまざまな形で健康な心と体のつくり方を提案している。

吹き出し ＼習慣／

自律神経を整える「食事」「運動」など、生活習慣を紹介しています。

こんなこと、ありませんか？

自律神経が乱れている人の日常

各章のはじめ

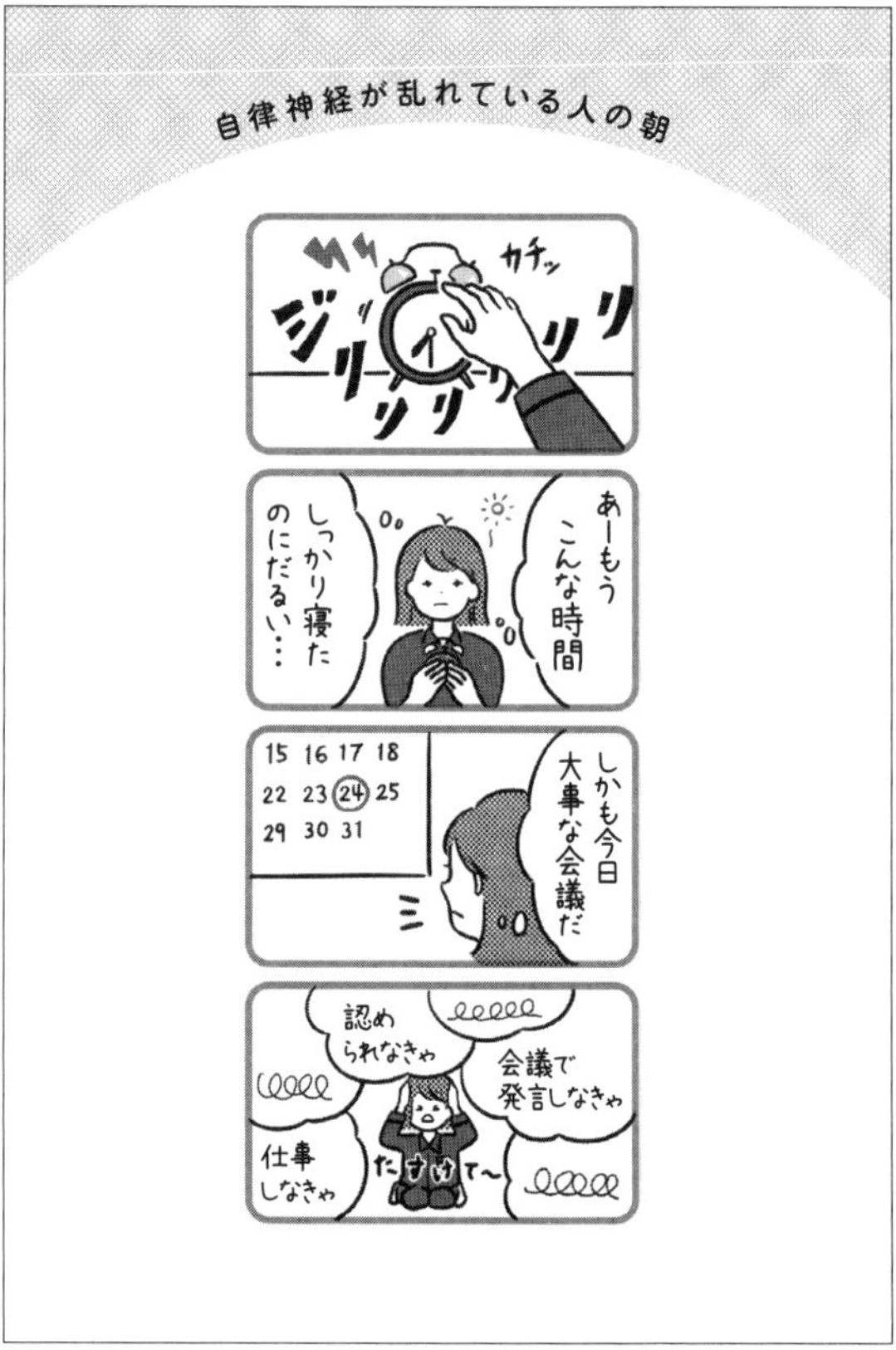
自律神経が乱れている人の朝
カチッ
ジリリリリリリリ
あーもう こんな時間
しっかり寝たのにだるい…
15 16 17 18
22 23 24 25
29 30 31
しかも今日 大事な会議だ
認められなきゃ
会議で発言しなきゃ
仕事しなきゃ
たすけて～

各章のはじめに、
自律神経が乱れている人の日常を四コマ漫画で描いています。

四コマ漫画を読んで、「こんなことあるなあ」と感じた人は、
自律神経が乱れているかもしれません！

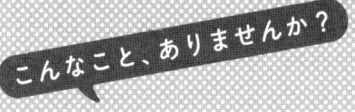

「なんとなく…」の不安や疲れを解決する

自律神経を整える過ごし方のヒント

各章のおわり

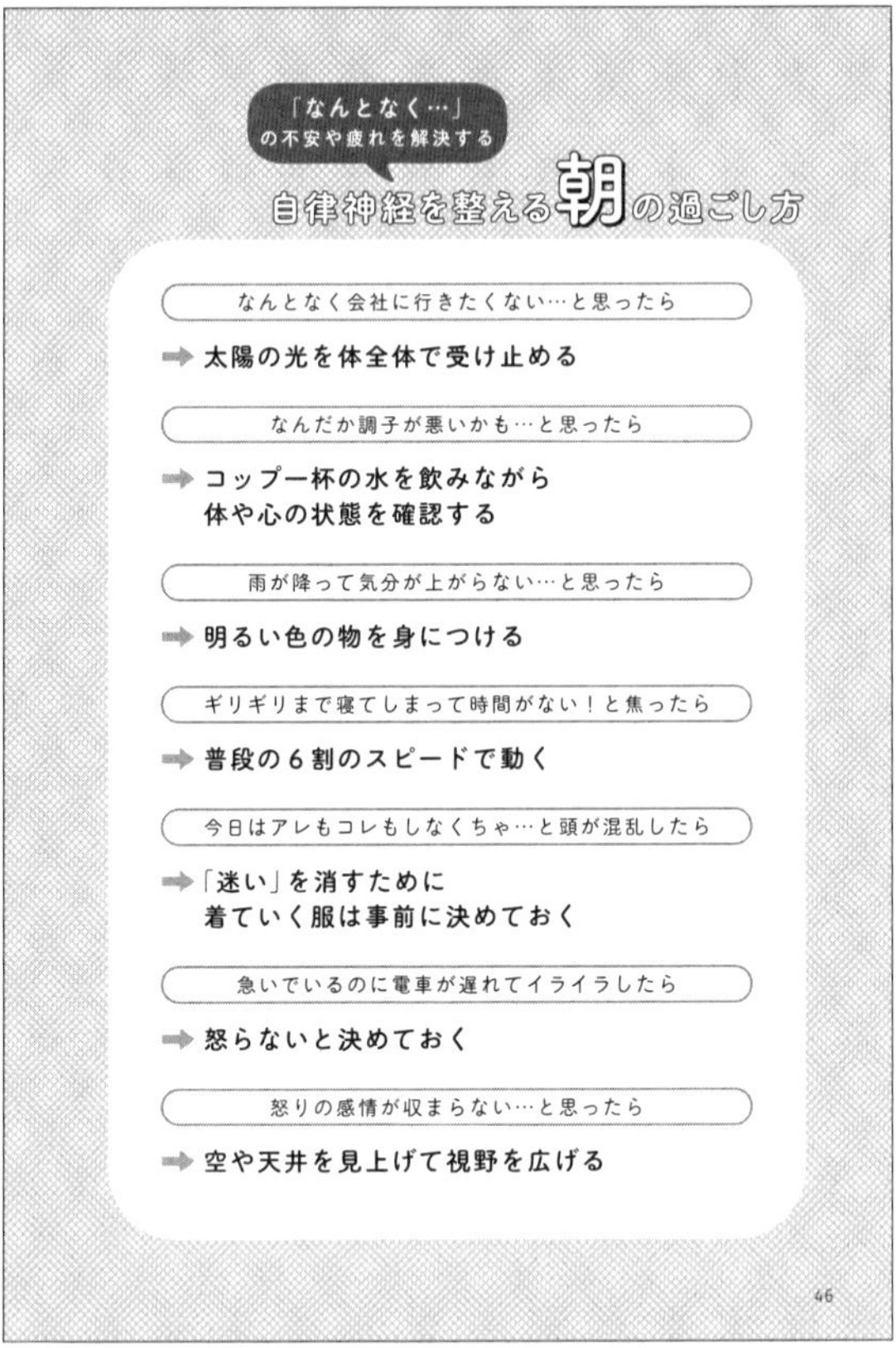
「なんとなく…」の不安や疲れを解決する

自律神経を整える朝の過ごし方

なんとなく会社に行きたくない…と思ったら

➡ 太陽の光を体全体で受け止める

なんだか調子が悪いかも…と思ったら

➡ コップ一杯の水を飲みながら
体や心の状態を確認する

雨が降って気分が上がらない…と思ったら

➡ 明るい色の物を身につける

ギリギリまで寝てしまって時間がない！と焦ったら

➡ 普段の６割のスピードで動く

今日はアレもコレもしなくちゃ…と頭が混乱したら

➡「迷い」を消すために
着ていく服は事前に決めておく

急いでいるのに電車が遅れてイライラしたら

➡ 怒らないと決めておく

怒りの感情が収まらない…と思ったら

➡ 空や天井を見上げて視野を広げる

46

各章のおわりに、
自律神経を整える過ごし方のヒントをまとめて示しました。

日常生活で悩みを抱えたときは、
このページで解決策を復習してみてください。

第1章

「前向きになる」朝の過ごし方

自律神経が乱れている人の朝

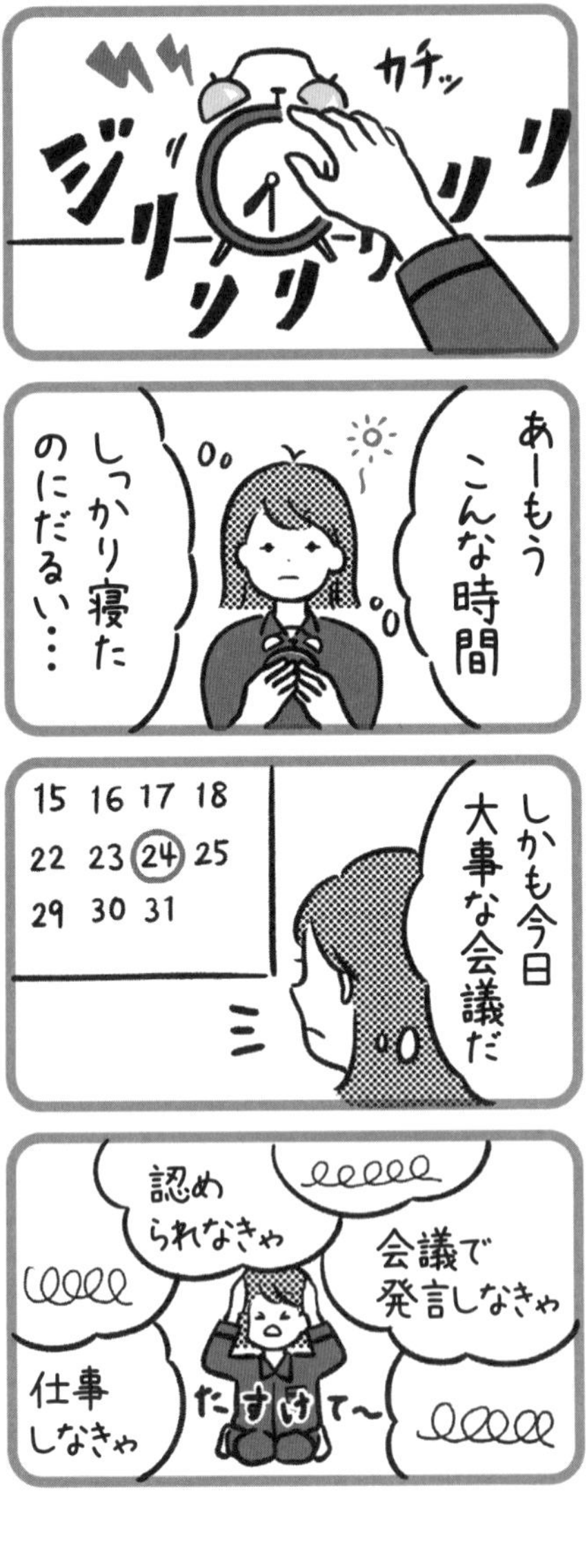

ジリリリリリリリ
カチッ
あーもう
こんな時間
しっかり寝た
のにだるい…
15 16 17 18
22 23 24 25
29 30 31
しかも今日
大事な会議だ
認め
られなきゃ
会議で
発言しなきゃ
仕事
しなきゃ
たすけて〜

01 今日も会社に行かないと。仕事をしないと、○○しないと。

▼朝の目覚めで、頭と体をアクティブモードにする

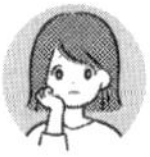

最近、毎朝、目覚めると、「あ〜、今日も会社か……」と思ってしまいます。とくに大事な会議がある日は、このままベッドにいたいなあと……。「仕事を辞めちゃおうかな」と考えてしまうこともあります。

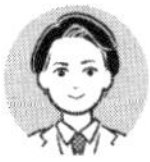

高熱やおなかが痛いなどの症状がなくても、なんとなく会社に行きたくない……と思うことは、誰にでもあることです。

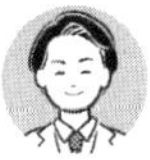

じつは、私も仕事なんか行きたくないと、若いときはよく思っていました。とくに日曜日の夕方は、必ずといっていいほど憂うつになっていました。

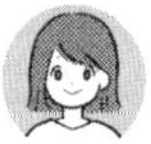

そうなんですか？　意外でした。

＊オンとオフの差が激しい

日曜日の夕方になると憂うつになり、倦怠感や体調不良につながる症状は『サザエさん症候群』といわれます。欧米では仕事が始まる月曜日のことを『ブルー・マンデー』と呼びますが、どちらも休日と平日の過ごし方にオンとオフの差が激しいことが原因です。

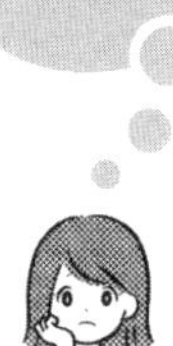

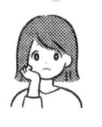

人は、すべてにおいて「頑張ってやろう」と前向きに思っていられるほど強くはありません。

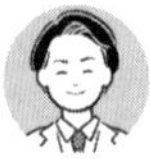

やらなくてはいけない、出社しなければいけない、とわかっているけれど、どこかで「〇〇しないといけないのか……」「サボりたいな……」など、後ろ向きに物事を捉えている部分もあります。それは自然なこと。人間とはそういう「生き物」だと認識するところからはじめてみましょう。

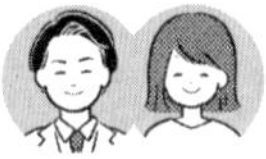

先生でも「〇〇しないと……」と思うことがあるんですね。

ありますよ。面倒くさいな、嫌だなと思うことはつねにあります。どんなことでもポジティブに考えられたらいいでしょうけど、物事に対して後ろ向きな感情を持つことは当たり前です。

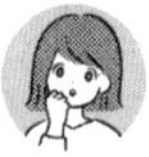

そんなときはどうしたらいいんですか？

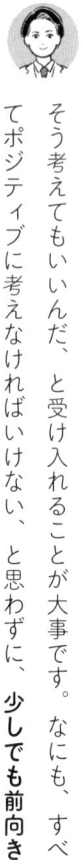

そう考えてもいいんだ、と受け入れることが大事です。なにも、すべてポジティブに考えなければいけない、と思わずに、**少しでも前向きな思考が勝ればいいだけ**だと思っています。

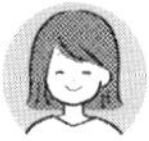
それだけでも、ちょっと気持ちが楽になったような気がします。

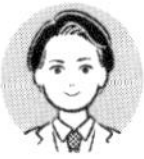
少しでも前向きに物事を捉えるためには、ちょっとしたコツがあります。それは**自律神経の切り替えをスムーズにさせる**ことです。

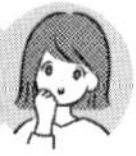
自律神経の切り替え……。どういうことですか？

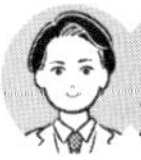
朝、目覚めたときは、体がリラックスモードである副交感神経が優位な状態から、アクティブモードである交感神経が働き出す切り替えが起こるタイミング。そのときにしっかりギアチェンジすることが大事です。

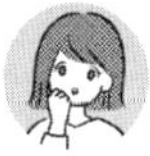
なるほど。自律神経を、上手にギアチェンジする方法はあるんでしょうか？

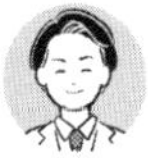
そうですね。私は朝起きたら、すぐにカーテンを開け放して、**太陽の光を体全体で受け止める**ようにしています。そうすると自然と頭も前向きな気持ちになりますよ。

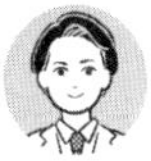
アクティブモードである交感神経にしっかり切り替えることで「まあ頑張ってみようかな」と、なんとなくやる気が出てくるものです。

＼習慣／ 太陽の光

太陽の光が目から脳に伝わると、私たちの体に備わる「体内時計」が刺激されます。体内時計は体温や血圧、睡眠などの体内のリズム、ホルモン分泌などを調節します。とくに太陽の光を浴びると「セロトニン」という神経伝達物質が大量に分泌されます。セロトニンは、交感神経を刺激する作用があり、体と脳を活性化。そして、分泌された14～16時間後に、睡眠を促すホルモン「メラトニン」に切り替わりスムーズに眠れます。

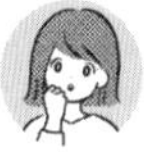

雨が降っていたり、曇っていたりすると、太陽の光は少ないと思うのですが、そんなときも同じようにしているんですか？

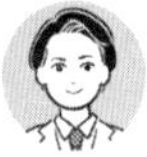

天気がどうであれ、太陽がある方に向かって、胸をはって、**深い呼吸を意識しながら自然の光をしっかり浴びる**ようにしています。蛍光灯などの光の刺激だけでは、頭を「アクティブモード」に切り替えられないのです。

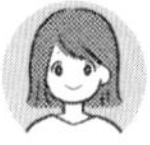

頭も、体と同じように、切り替える必要があるんですね。

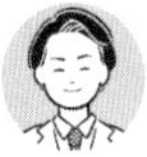

なんだか今日は嫌だなと思っているとき、私は1分ぐらい太陽の光を浴びながら、「頑張っている自分」をイメージします。ちょっと気が重い、仕事にも行きたくない。それでも、「前を向いて頑張ろうとしている自分がいるんだ」と思い描きます。それで自分を奮い立たせるというと大げさですが、その気にさせるようなことをしています。

POINT

リラックスからアクティブへ。しっかり自律神経を切り替えよう。

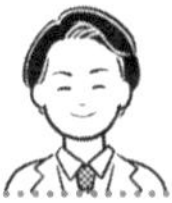

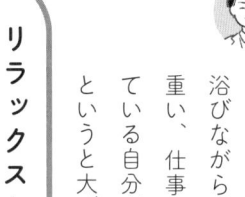

＼習慣／深い呼吸

自律神経を整えるためには、呼吸を意識することがポイント。交感神経の働きを高めるために、深い呼吸を短く早く繰り返します。息を強く吐くことを意識しながら、10～15回ほど呼吸をすることで脳も体もスッキリします。

02 寝ても疲れが取れないな。朝から体が重たいな。

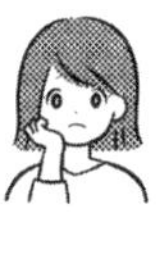

▼焦らず、徐々に改善していこう

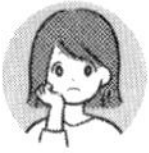

朝起きると、なんだか体が重いし、しっかり眠れていないからか、寝ても疲れが取れないんです。このまま会社に行くのか……。と朝から気が重いです。

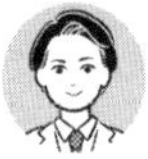

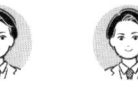

毎朝、シャキッと目が覚めて、前の日の疲れも取れている。そして朝から万全だ、という人はなかなかいませんよ。

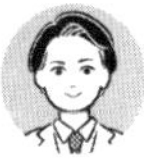

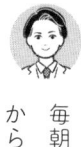

朝、目が覚めたときや寝床から出て動きだそうとしたときに「なんだか調子が悪いかも」「なんだか疲れが取れない」と感じることは誰にでもあることです。

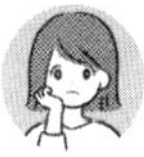

そうですか……。これから1日が始まるというのに、なんだか今日も、

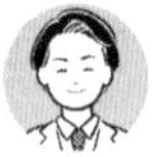

ダメだなと思ってしまいます。
まずは**「なんだか〜」と感じる不調があれば、それは体や心が発しているサイン**だと思ってみませんか？

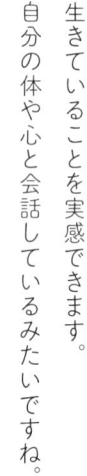

体や心が発しているサイン……。「なんだか〜」とぼんやり感じている不調から、どうすればそのサインを読み取れるんですか？

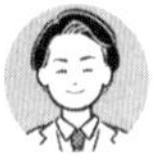

朝起きたら**コップ一杯の水を飲み**ながら、体や心の状態を1つひとつ確認していくといいですよ。朝は、体や心の状態を教えてくれます。もし不調があったら、それを教えてくれて「ありがとう」と感謝する。生きていることを実感できます。

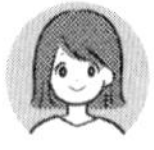

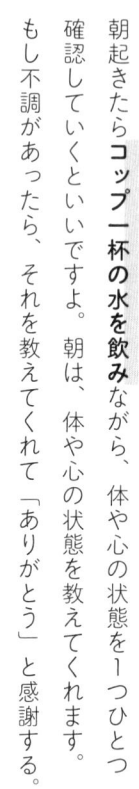

自分の体や心と会話しているみたいですね。

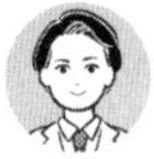

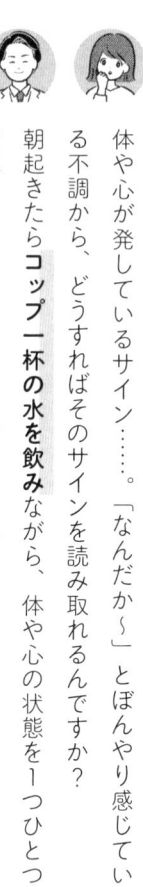

そうですね。**自分の体の声にしっかり耳を傾けることが重要**です。目覚めはどうか？　胃はもたれていないか？　食欲はあるか？　自分で自分に話しかけてみましょう。あとは、鏡を見たときに顔がむくんでいないか？　尿の出や色はどうか？　朝の時間は、さまざまな体の状態を確認できる絶好の機会です。

＼習慣／ 朝のチェックリスト

- ☑ 目覚めはどうか？
- ☑ 胃はもたれていないか？
- ☑ 食欲はあるか？
- ☑ 顔がむくんでいないか？
- ☑ 尿の色はどうか？
- ☑ 疲れは取れているか？

＼習慣／ 水を飲む

朝、起きてすぐにコップ一杯の水を飲むことで、就寝中に失った水分を補給するだけでなく、胃腸が刺激され、胃腸のぜん動運動が促され、副交感神経が高まるため、気分が落ち着きます。

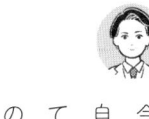

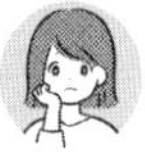
でも……。正直、ただでさえ忙しい朝に、そんなに1つひとつ体と心の状態を確認する時間は取れない気がするんですけど……。

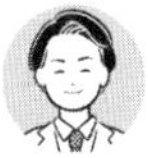
少しの時間でいいのです。私の場合は、**体重を測る**時間を入れても5分もかかりません。**「今の体の状態と向き合う」**ことで不調というキーワードに流されず、自分主導の1日へとスイッチを切り替えることができます。たった5分で1日が変わってきます。

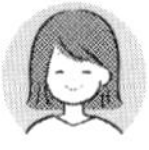
自分主導の1日。なんだかカッコいい響きですね。

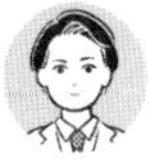
今の体の状態と向き合うと、食欲のなさや顔のむくみなど、いつもの自分と違う部分に気づくことができます。「なんとなく」不調に感じていたものが明確になるだけでも、自律神経が整い、1日を通して負のスパイラルに入らずに済むことも多いのです。

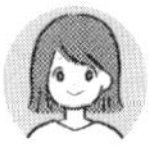
食欲がなかったり、顔がむくんでいたりすると、「改善しないと」と思っていましたが、気づくだけでも自律神経が整うんですね。

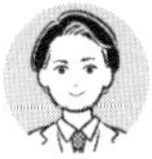
不調の要因には、不規則な生活、過度なストレス、運動不足や睡眠不足、偏食など、さまざまなものがあります。これらの要因を朝の限ら

＼習慣／ 体重を測る

体調管理には、毎朝、同じ時間に体重計に乗って体重を測る習慣が大事。体重の増減は±2kgまでに。それ以上の場合は食事で調整しましょう。太りにくい体質をつくるためにも体重計は役に立ちます。

れた時間に改善するのは難しいこと。まずは、1日を通して負のスパイラルに入らずに済むよう、今の体の状態と向き合うんです。

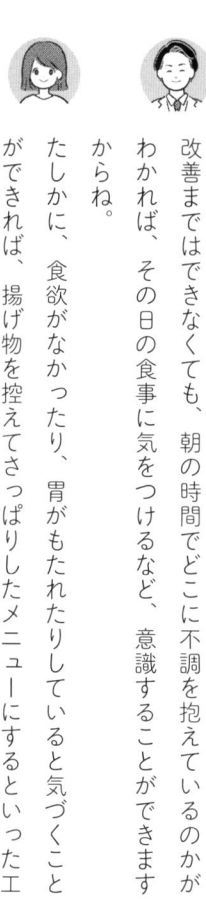

改善まではできなくても、朝の時間でどこに不調を抱えているのかがわかれば、その日の食事に気をつけるなど、意識することができますからね。

たしかに、食欲がなかったり、胃がもたれたりしていると気づくことができれば、揚げ物を控えてさっぱりしたメニューにするといった工夫ができそうです。

POINT

5分間、自分の体調をチェックしよう。

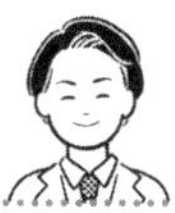

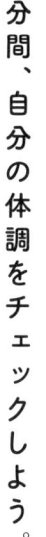

朝が、ネガティブなモードだと、自律神経のバランスも乱れたまま1日がスタートして、緊張感や興奮状態を1日中引きずってしまいます。体調を確認することで、自分主導の1日へとスイッチを切り替えることが大切です。

03

天気が悪くてやる気が出ないけど、みんな頑張っているし、私も頑張らないと……。

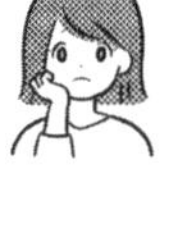

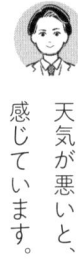

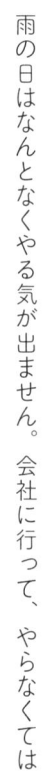

▼天気と自律神経の関係を知り、予防策を探す

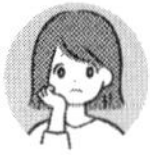

雨の日はなんとなくやる気が出ません。会社に行って、やらなくてはいけないことが山ほどあるのに……。

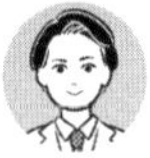

天気が悪いと、体もだるい気がする。そんなことは私もしょっちゅう感じています。

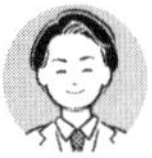

でも、**自律神経と天気が密接な関係にある**ことを知っておくと、やる気が出ないモードから抜け出せますよ。

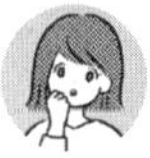

自律神経と天気は、関係があるんですか？

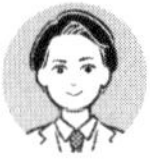

体調が悪いなと思ったら、低気圧が近づいていた、なんて経験はあり

ませんか？

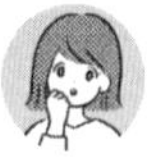

そういえば、台風が近づいているときやゲリラ豪雨が起こる前に頭が痛くなることがあります。

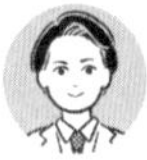

気圧が低下すると、体内ではバランスをとるために水分が外側へと向かうのです。その結果、血管が拡張して、頭の神経を圧迫し、片頭痛*が起こる人がいるのです。

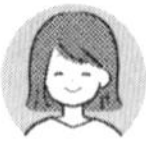

へぇ〜。天気と体調が関係しているなんて知りませんでした。

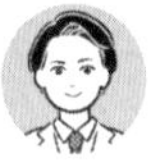

自律神経でもアクセルの役割を果たす**交感神経は、高気圧のときは活発になり、気圧が低くなると働きが低下**します。それだけ気圧の変化は、自律神経に大きな影響を与えているのです。

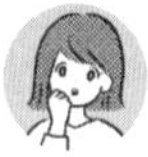

雨の日は、気圧が下がっているから交感神経の働きが上がらず、リラックスモードの副交感神経が優位になっている。だから、なんとなくやる気が出ないということですか？

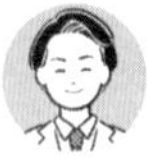

そうですね。雨の日は、気圧が下がることで、血管が弛緩していつもよりも血圧が低下します。気分も沈みがちになってしまうのです。気

＊片頭痛が起こる原因と対処法

急激に気圧や温度が変化したときや、ストレスによる緊張から解放されたときなどに、こめかみ周辺や脳の血管が拡張し、周囲の神経を圧迫して痛みが起こります。頭の片側あるいは両側が脈を打つようにズキズキ痛むのが特徴。女性ホルモンの一種が関係しているともいわれ、女性に多くみられる頭痛です。薄暗い部屋で横になったり、こめかみを冷やして安静にしたりしてなるべく刺激を与えないことが大切です。

圧以外にも、たとえば、**気温が上がると副交感神経が活発になり、気温が下がると交感神経が活発になる**というデータもあります。

やる気が出ないのは、自分の意志が弱いからだと思っていたので、天気が悪いのが原因だと思うとちょっと気が楽です。

さらに、野生動物は雨が降ると「休息モード」に入り、木の下や洞穴などでゆったり休みます。もともと、雨の日に気分が上がらないのは、動物としての本能かもしれませんね。

なるほど……。でも、私たちは、雨が降ってもどんなに暑くても、仕事を休むことはできないから、会社に行かないといけませんよ……。

自律神経と気候が密接な関係にあることを、まずはしっかり認識することが第一歩。体の構造として、体調も天候に大きく左右されることを知ることで、**天候に沿って対処**することができます。

対処法があるんですね！

1つの手段として、明るい色のものを身につけるといいですよ。私は、雨の日は明るい色のネクタイを選んでいます。

＼習慣／ 天候に沿って対処

天気予報や気象情報会社「ウェザーニュース」のウェブサイトで発表される「全国の天気痛予報®」が便利。今後の気圧の変化から、天気痛の発生確率を「安心」「やや注意」「注意」「警戒」の4つのレベルで予測します。

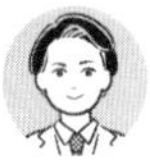

色も、自律神経に大きな影響を与えます。**明るい色は交感神経を優位にして、やる気をアップさせてくれるし、反対に落ち着いた色は副交感神経を優位にして、気持ちを安定させてくれる**効果があるのです。

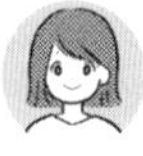

天気、気温、色……。いろんなものが自律神経に影響するんですね。

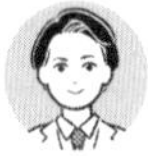

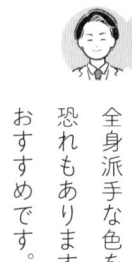

副交感神経が優位のまま1日をスタートさせてしまうと、その日、ずっと気分が落ち込んだままで、仕事にも身が入らなくなってしまいます。そうならないように、朝出かける前に天気が悪かったら、意図的に交感神経を優位にして、やる気のスイッチを入れるのです。

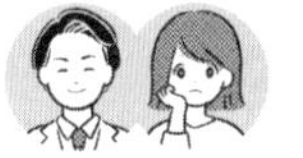

でも、会社に派手な服を着て行く勇気がないんですけど……。

全身派手な色を身につけてしまうと、交感神経の働きが過剰に高まる恐れもあります。ハンカチやアクセサリーなど身につけるアイテムがおすすめです。

POINT

雨の日は明るい色の物を身につけよう。

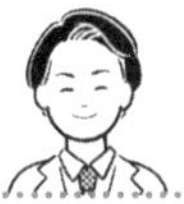

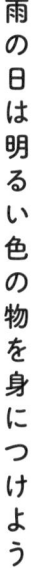

＼習慣／ファッションの色を見直す

イライラしたときに窓の外の木々や空を眺めると落ち着くことがあるように、一般的に緑や青は副交感神経に作用し気持ちを落ち着かせます。一方、赤やピンクは気分を高揚させます。イライラやうつうつとした気分が続いているときは、自分がよく使うグッズやファッションの色を見直してみてください。

04

今日も怒られるだろうな、不安だな。

▼普段の6割くらいのスピードでゆっくり動いて、迷いをなくす

毎朝、ギリギリまで寝ていたくて、結局、起きてからバタバタ……。さらに、頭の中では「あ〜今日は会社でアレもコレもやらないと」と考えてしまって、よけい慌ててしまいます。

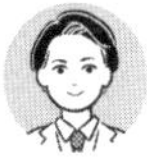

もっと早く起きられればいいけど、それができずに毎朝繰り返してしまう……。その結果、1日中、不調を感じてしまい、気持ちも沈んでしまうので、余裕もなくなる……。

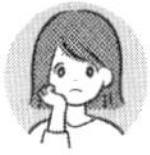

そうです。毎日、悪循環だなぁと感じています。

目覚めてからバタバタと準備をして慌ててしまうのも、自分の〝魅力〟だと考えていいと思いますよ。「なんとかしなくては」という責任感

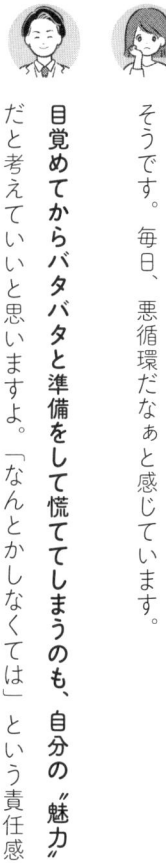

があるからこそ慌てるのです。慌てるほど責任感を持って仕事に臨んでいる。自分の魅力の1つとして受け入れてみてはどうでしょうか。

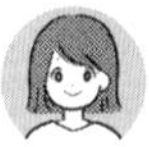

毎朝、バタバタしている自分を責めてばかりいたので、〝魅力〟だなんて考えたことがありませんでした。

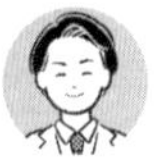

自分を責めているだけだと何にも改善できません。まずは、どんなことも自分の〝魅力〟だと捉えて、落ち着いた気持ちで対処法を考えることが大切です。

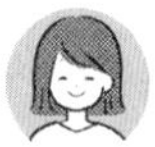

なるほど。自分を責めてしまうと冷静さをなくしてしまいますもんね。まずは〝魅力〟だと考えるようにします。

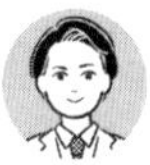

では、対処法を考えていきますよ。たしかに、起きてすぐにバタバタすると、交感神経が一気に急上昇してしまい、自律神経が乱れます。**交感神経は、緊急事態のときに瞬時に活性化する〝闘争モード〟***。起きてすぐにバタバタすると、交感神経が急激に高いレベルで働き出してしまうのです。

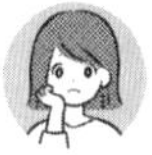

朝起きてすぐ闘争モード。朝だけで体力を消耗してしまいそうです。

＊闘争モード

生命に危険が及ぶほどの非常事態になると、交感神経の刺激によって副腎髄質（ふくじんずいしつ）からアドレナリンが分泌し「闘争か逃走か」(ファイト・オア・フライト）という臨戦状態になります。アドレナリンは「怒りのホルモン」と呼ばれ、分泌量が増えると、冷静な判断ができなくなります。

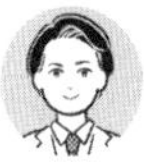

毎朝のように慌てて、自律神経の乱れが常態化すると、血行も悪くなり、*脳へ流れる血流量も減少。判断力や集中力、思考力も落ちてしまいます。

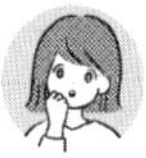

バタバタするだけで、そんなにも体に影響が生じるんですね。

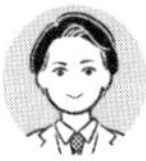

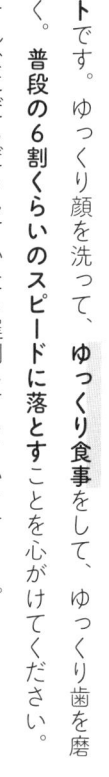

自律神経を整えるには、車のアクセルを踏むように、交感神経を徐々に上げていくことが大切。そのためには、**ゆっくり動くことがポイント**です。ゆっくり顔を洗って、ゆっくり歯を磨く。**ゆっくり食事**をして、**普段の6割くらいのスピードに落とす**ことを心がけてください。

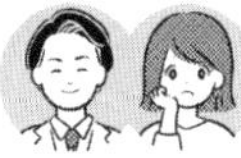

そんなにだらだらしていたら遅刻してしまいます……。

「だらだら」と「ゆっくり」はまったく違いますよ。自律神経が整っているときの動きは、いっさいの無駄がないので、じつは焦ってバタバタ動く人とは比較にならないくらい早いのです。

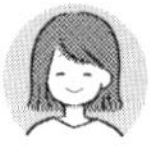

ゆっくりするほど、早くなる、おもしろいですね。

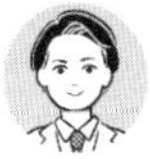

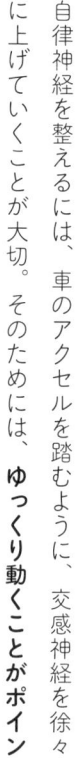

また、**「迷い」も自律神経を乱す原因**です。とくに洋服選びは、とて

\習慣/ ゆっくり食べる

できれば朝食は時間をかけて、よく噛んで食べましょう。消化を助ける唾液がたっぷり分泌されます。また咀嚼（そしゃく）のリズムは副交感神経を高めてくれます。

＊血行が悪くなる

交感神経が過剰に高まると血管が収縮し、血流が停滞。血液もドロドロになります。体のすみずみまで酸素や栄養が運ばれず脳や内臓にダメージが及びます。免疫力も低下し、さまざまな病気を招いてしまうのです。

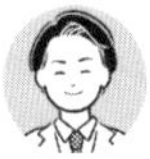

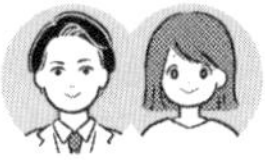

もストレスになり、交感神経を過剰に高めてしまいます。私は何年も前から、ワイシャツは白、スーツは黒と決めています。迷いがなくなりストレスも軽減します。せめて、前日に天気予報をチェックして、着ていく服をあらかじめ準備しておくのも、**自律神経を味方につけるテクニック**の1つです。

自律神経が乱れないように気を配ることが大切なんですね。

最後に、**玄関前で1～2分間、プチ瞑想を行なう**こともおすすめです。大切なことは、酸素を体中の細胞に届けるイメージで深くて長い呼吸をすること。**呼吸を意識しながら、今日1日の流れを追ってイメージしたあと、忘れ物がないかの確認**もしていきます。

今日のイメージがしっかり描けるので、心が癒され、ポジティブな感情が支配的になります。この状態であれば「今日はアレをやらないと」と、いろいろ考えても、不安が大きくなることはありません。

POINT

玄関前のプチ瞑想で、心を整えよう。

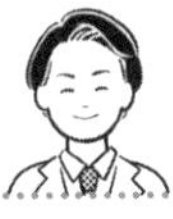

＼習慣／ 朝の選択肢を減らすテクニック

- ☑ 朝ごはんは何を食べるか決めておく
- ☑ 前日に天気予報をチェックして洋服を準備する
- ☑ 化粧品や洗顔など朝使うものはいつも同じ場所に置く
- ☑ 朝起きて出発するまでのルーティンを決める
- ☑ 持って行くものを前日までに準備する
- ☑ 身につけるアクセサリーを前日までに決める

05 並んでいる列に割り込んでくるなんてマナーが悪すぎる！

一瞬の怒りの感情が自律神経を3～4時間も乱してしまう

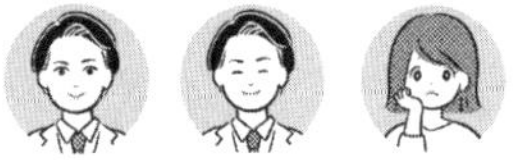

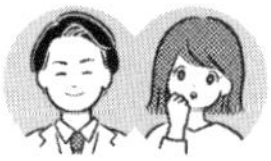

ホームで並んで電車を待っているとき、ようやく到着したと思った瞬間、いきなり人が割り込んできてムカッ。気分が落ち込みます。
通勤電車がまさにそうですが、朝はこうした怒りを引き起こす機会がたくさんありますよね。
満員電車の混雑した車内、電車の遅れなどでイライラしてしまう。そんなときに、他人に足を踏まれたり、ぶつかって舌打ちされたりすると誰でも心が乱れます。

先生でもイラっとすることがあるんですか？

私は自他ともに認める短気な性格です。30代の頃は、他人のミスにイライラして、怒鳴ることもよくありました。お店で注文を間違えられ

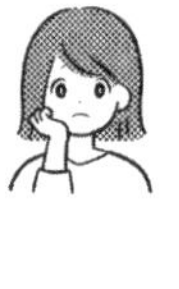

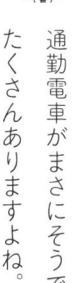

てムカムカする、レジで待たされてイライラする、なんてことも。

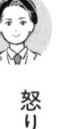

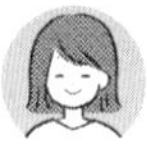

へえ～意外ですね。

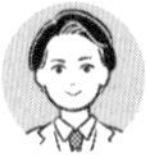

怒りの感情は自律神経の大敵です。沸き上がった怒りの感情は一瞬ですが、自律神経は３～４時間も乱れたままになってしまいます。さらに心拍数や血圧が上がり、血管が収縮します。ドロドロになった血流が全身の臓器に悪影響を与えます。

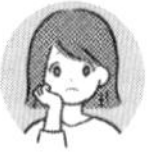

一瞬怒ってしまっただけでも、３～４時間も怒りの状態が続くうえに、血液もドロドロになるなんて……。

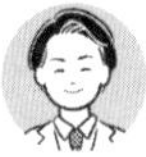

自律神経の研究を重ねていくうちに、怒って良いことなど何ひとつもないことに気がつきました。それから怒らない習慣をつけようとしたのです。

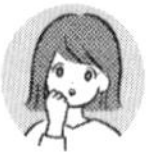

怒りの感情をコントロールすることなんてできるんですか？

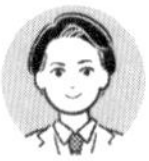

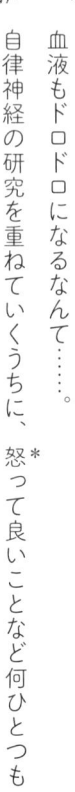

怒りをなくすことはできませんが、小さな怒りを大きな怒りに結びつけないようにコントロールすることはできます。

＊怒りの感情がもたらすリスク

怒っているときは消化管の動きが悪くなり腸内環境が乱れます。体を酸化させて老化を招く「活性酸素」も大量に発生。免疫力も低下し、風邪やインフルエンザにかかりやすくなるだけでなく、がんを発症するリスクも高まります。

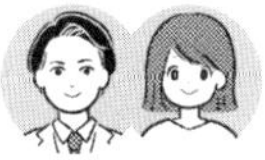

怒りが小さいうちに対処するんですね。

そうです。そのためにも、怒りが生じやすい5つのタイミングをあらかじめ把握しておくといいですよ。それは、**「自信がないとき」**「**体調が悪いとき**」「**環境が悪いとき**」「**余裕がないとき**」「**予想外のことが起きたとき**」です。

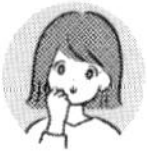

人に割り込まれてムカッとしたのは、私に「余裕がないとき」だったのかもしれません。小さな怒りが生じたとき、大きな怒りに結びつけないようにするにはどうすればいいですか？

私は、電車の車内で不愉快なこと、つまり小さな怒りが生じたら、サッと下車して次の電車に乗り換えたり、車両を変えたりしています。**他人の行動は変えられないので、自分が動く**のです。そういった行動を取れるよう、30分くらい余裕を持って行動しています。

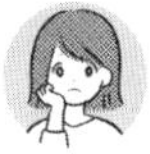

なるほど。ただ、慌ただしい朝の時間に、30分も余裕を持って行動することは、ハードルが高いのですが……。

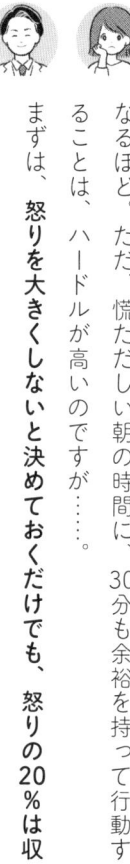

まずは、**怒りを大きくしないと決めておくだけでも、怒りの20％は収**

まりますよ。また、怒りを大きくしないために、**小さな怒りが生じたときに、グッと黙る**ことも効果的です。

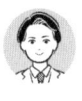

よく怒りは吐き出したほうがいいといいますが、怒りは交感神経が長時間乱れる原因になります。吐き出さずに「今、少しイライラしているな」と自分の状態を認識して、グッと我慢すると、交感神経が乱れても、すぐに副交感神経が働いてバランスが戻ります。

自律神経が乱れないように先手を打つんですね。

そうです。それでも怒りが収まらなかったら、**空を見上げ**ましょう。

普段の姿勢で目が認識できているのは周囲3メートルくらいのもの。**上を見上げることで視野が広がれば、気持ちが晴れて、自分が抱いているものの小ささに気づく**かもしれません。空でなくても、天井でもいいですよ。

POINT

小さな怒りが生じたら グッと黙って空を見上げよう。

＼習慣／ 空を見上げる

空を仰ぐことで視点が変わって気分をリセットできるだけでなく、気道が開くことで肺に空気がたっぷり入り、自然と深い呼吸ができる効果も。ゆったりした呼吸は気分を上向きにしてくれます。

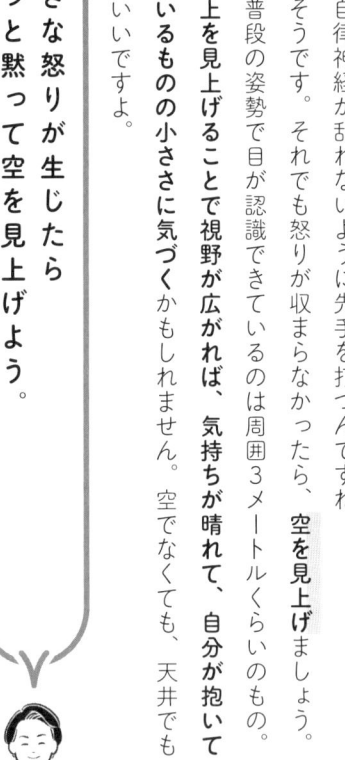

「なんとなく…」の不安や疲れを解決する

自律神経を整える朝の過ごし方

なんとなく会社に行きたくない…と思ったら

➡ **太陽の光を体全体で受け止める**

なんだか調子が悪いかも…と思ったら

➡ **コップ一杯の水を飲みながら体や心の状態を確認する**

雨が降って気分が上がらない…と思ったら

➡ **明るい色の物を身につける**

ギリギリまで寝てしまって時間がない！と焦ったら

➡ **普段の６割のスピードで動く**

今日はアレもコレもしなくちゃ…と頭が混乱したら

➡ **「迷い」を消すために着ていく服は事前に決めておく**

急いでいるのに電車が遅れてイライラしたら

➡ **怒らないと決めておく**

怒りの感情が収まらない…と思ったら

➡ **空や天井を見上げて視野を広げる**

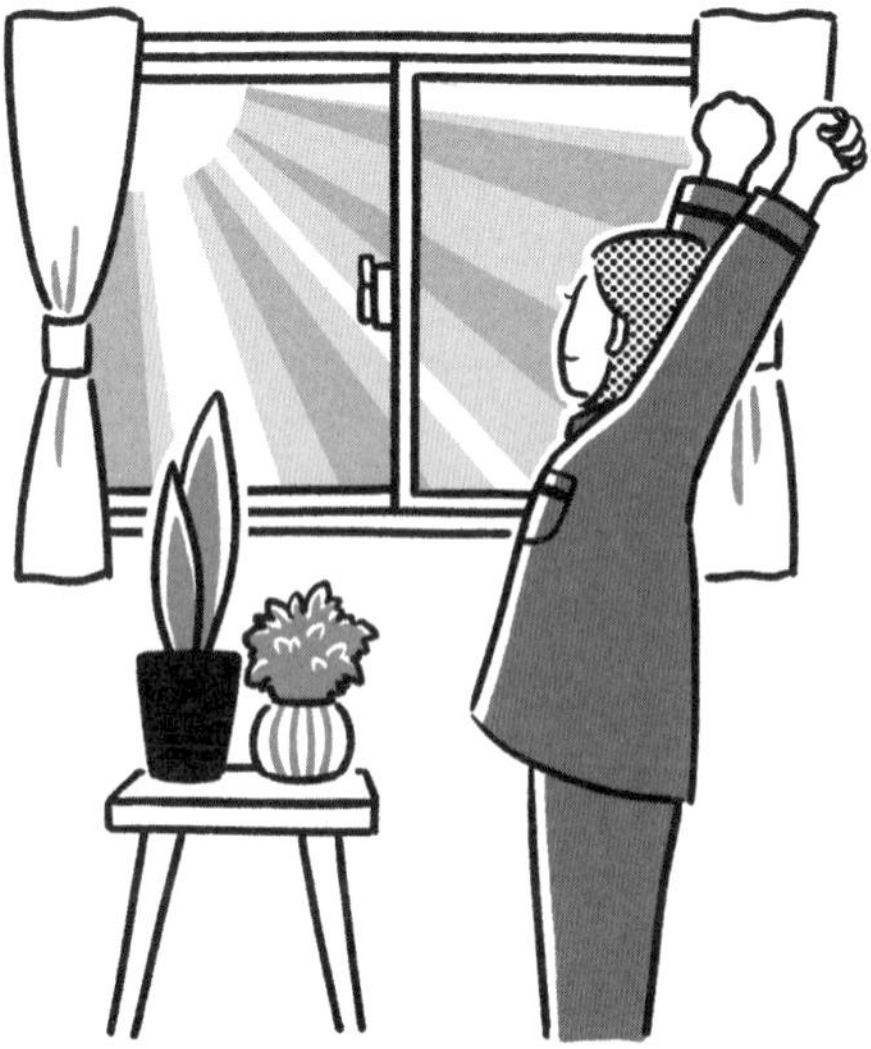

第2章

「落ち込みすぎない」午前中の過ごし方

自律神経が乱れている人の午前中

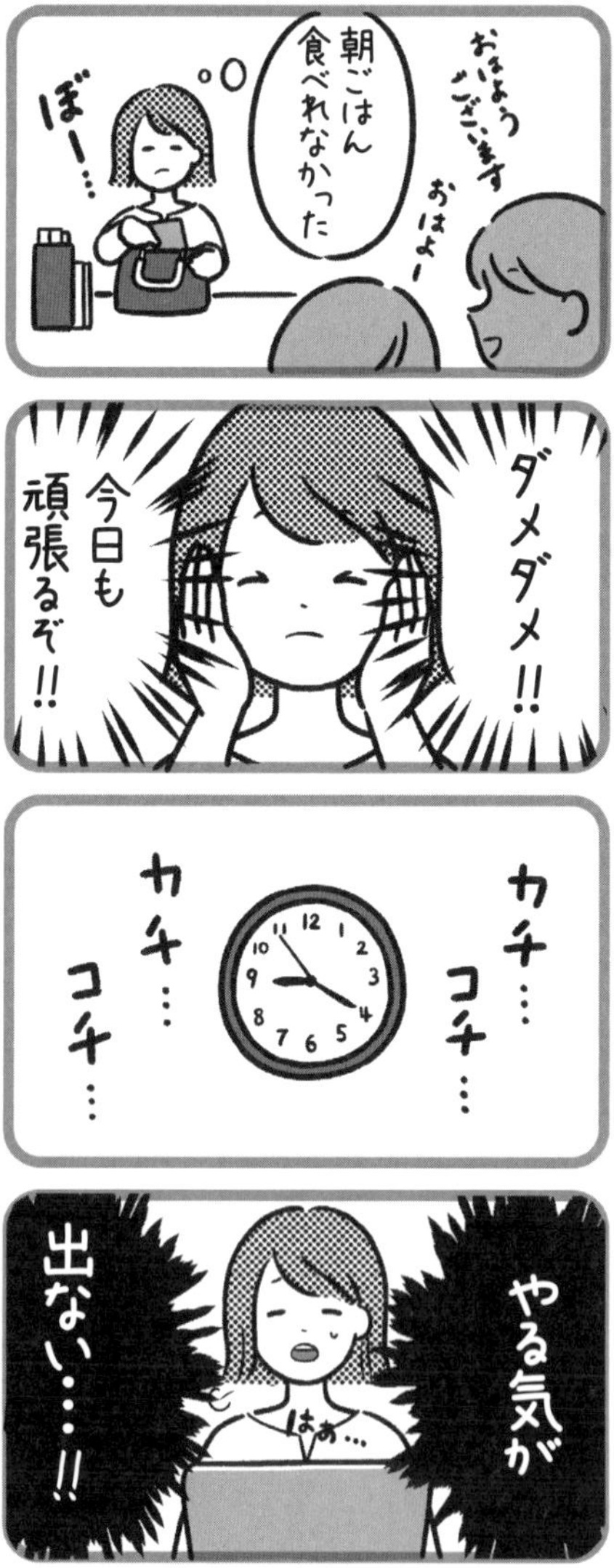
おはようございます
おはよー
朝ごはん食べれなかった
ぼー…
ダメダメ!!
今日も頑張るぞ!!
カチ…
コチ…
カチ…
コチ…
やる気が
出ない…!!
はぁ…

01

ボーッとして仕事が進まないな。食欲がなくて朝ごはん食べなかったからかな。

▼ **朝食をとって午前中を「働くゴールデンタイム」に**

出社して仕事が山ほどあるのに、やる気が出ないときがあります。朝は、いつもバタバタしていて、朝ごはんを食べていないので、エネルギーが不足しているのかなあと思っているんですけど……。

毎日忙しくて朝食を抜く人は多いですよね。20代の人はとくに、仕事に追われて朝食を抜く人が多いと感じています。でも、仕事が忙しくて、自律神経が乱れやすい人こそ、**朝食をとって自律神経を整える**＊ことが大切です。

朝ごはんを食べなかったらエネルギー不足になるだけだと思っていたんですけど。自律神経とも関係しているんですか？

＊胃腸の動きと自律神経の関係

胃に入った水分の重みで圧がかかると、それに反応して腸は動き出し、ぜん動運動が活発になります。腸が動き出すことで副交感神経が高まり、交感神経が急激に高まることを防いでくれるのです。

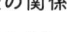

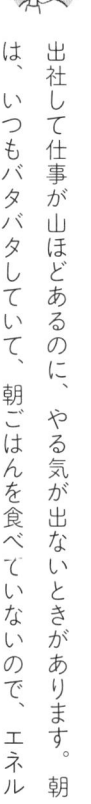

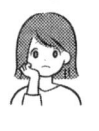

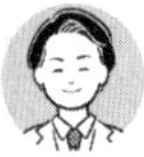

朝食を食べると、腸が刺激されて、交感神経の急上昇を抑えることができます。自律神経が乱れるのを防ぐことができますよ。

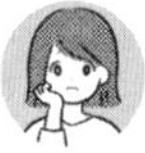

朝食を食べることが大切だといわれるのには理由があるんですね。でも、毎朝時間がなくて、食欲もないし。朝食をゆっくり食べる気持ちには正直なれないんですが……。

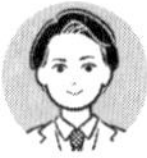

朝食はゆったりした気持ちで、適量を決まった時間にとってほしいですが、慌ただしいときは**ヨーグルト**やバナナだけでもいいですよ。私も朝食はバナナ1本で済ませることが多いです。

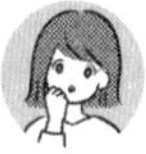

まったく食欲がなくてバナナ1本も食べることができないときも、頑張って食べたほうがいいんでしょうか？

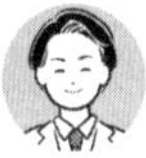

できれば、なんでもいいから口にしてから出かける習慣にしましょう。せめて水やお茶だけでもかまいません。腸に適度な刺激を与えると、交感神経を一気に高めることを防いでくれます。

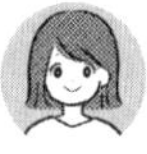

腸と自律神経は密接な関係があるんですね。水やお茶を飲むだけであればできそうです。

＼習慣／ヨーグルト

ヨーグルトに限らず、みそ、漬物、チーズなどの発酵食品は、腸内の善玉菌を活性化させ、悪玉菌を減少、抑制できるため、積極的にとりましょう。ヨーグルトは１日200ｇが目安。小分けして食べてもOKです。ヨーグルトの種類は豊富ですが、同じ銘柄を２週間食べてみて、お通じの状態や体調を確認しながら自分の定番をみつけましょう。

ところで、腸を刺激するだけであれば、前日の夜に何か食べておけば、それでもいいんじゃないですか？

自律神経を整えるためには、交感神経が優位な日中でも、腸をつねに一定に動かして、ほどよく副交感神経の働きを上げておくことがポイントです。*

腸が、食べ物を消化するために動くのは3時間程度なので、前日の夜に食べても朝何も食べないと、腸のコンディションは整いません。

朝、出かける前に腸に刺激を与えることが大切なんですね。

大切なことは、「3食とらなくては」と考えるのではなく、**1日に3回、腸に刺激を与えようと意識することです**。そのため、朝食は必ずしも家で食べる必要もありません。「仕事が嫌だな」と考えながら朝食を食べると、仕事のことが頭から離れず自律神経も乱れます。

えっ！　そうなんですか？　朝ごはんは、出かける前に食べないと、意味がないと思っていました。

＊腸を一定に動かしておく効果

食事中は交感神経が働き、その後は、副交感神経が働いて腸が動き始めます。この交感神経と副交感神経の小さな変動が朝のうちに生じることで、腸も終日、必要に応じて活発に動いてくれるようになります。また腸が元気になると代謝も良くなりダイエットにも効果的です。

早めに職場の近くまで出向き、それから朝食をとる、そのほうが気持ちが落ち着くことも多いです。私も、早朝から会議があるときなどは、朝食抜きで出かけて、コンビニに立ち寄り、ゆで卵やおにぎりなどで手軽に腸に刺激を与えています。

「きっちり朝ごはんを食べないと」と思っていましたが、朝食を食べることへのハードルがちょっとずつ低くなってきた気がします。

午前中は、自律神経が整うと、まさに「働くゴールデンタイム＊**」**です。ちなみに、このゴールデンタイムは、メールチェックや電話対応で終わらせるともったいないので、できるだけ創造力を必要とする仕事をすることがおすすめですよ。

わかりました。1日に3回、腸に刺激を与えることを意識して、働くゴールデンタイムを無駄にしないようにします。

POINT

1日に3回、腸に刺激を与えよう。

＊働くゴールデンタイム

朝ごはんを食べると自律神経が整い、午前中は、やる気を出してくれる幸せホルモンの1つ「ドーパミン」や集中力が向上する「アドレナリン」も分泌します。脳が活性化して、やる気と集中力がアップします。

02 やるべきことがたくさんあっていっぱいいっぱい。何から手をつけたらいいんだろう。

▼小さなストレスを蓄積させないようにストレスと上手に付き合う

朝からやることがいっぱいで、いつも混乱してしまいます。

交感神経が高まりすぎて空回りしているのかもしれませんね。仕事をするときに、**交感神経が働くこと自体は悪いことではありませんが、交感神経の働きが極度に高まると、猛スピードでタイヤが回転しているような状態になり、自律神経は乱れてしまいます。**

仕事中に交感神経が働くことはいいことだと思っていました。そんなリスクがあったなんて……。

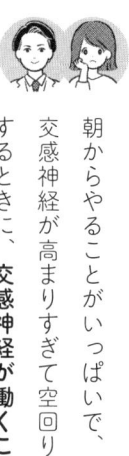

これは、太古の昔から人間に備わっているシステムです。たとえば狩猟民族が肉食動物に遭遇したとき、交感神経の働きは極度に高まりま

＊自律神経が体にもたらす影響

狩猟民族が肉食動物に遭遇すると、手にした武器が滑らないように手に汗が滲んで、獲物をよく見るために瞳孔が開き、全身に酸素を行き渡らせてすばやい動きをするために、呼吸と心拍数が速くなります。一方で、運動パワーに使うため消化吸収などにエネルギーが使われることがありません。

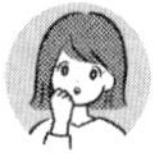

す。現代でも「火事場の馬鹿力」*という言葉がありますが、極限的にストレスがかかると、交感神経の働きが極度に高まってしまいます。

なるほど。でも、仕事だと生死にかかわるほど極限状態になることはありませんよ。

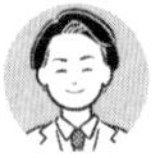

自分では極限状態になっていないと思っていても、**職場にはストレスという罠がたくさんあります**。新たな仕事を頼まれたり、たくさんの仕事を一度に依頼されたり、小さなストレスが溜まると、いつのまにか交感神経が過剰に働いてしまうことを認識しておきましょう。

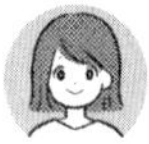

小さなストレスも、蓄積されると極限的なストレスになるんですね。

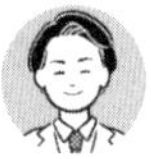

交感神経が過剰に働いてしまわないように、ときにはブレーキの役目を果たす副交感神経を働かせて、自律神経のバランスを整える必要があります。

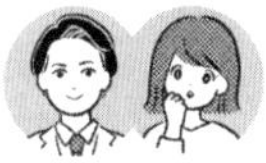

具体的には、どうすればいいのですか？

作業の見通しをつけることで、副交感神経の働きが上がります。たと

＊火事場の馬鹿力

筋肉は脳から指令を受けて収縮し、力を発揮します。通常は、筋肉や骨を守るために、脳にある制御装置が働いて100％の力を出せないようにしています。火事場の馬鹿力は、その制御装置が解除された状態です。

えば、メモにやるべき項目を思いつくまま書き出して、どの仕事から進めるか、順番を決めて番号を振って、1つひとつ片づけていきます。頭の中で仕事が整理されるので、作業が進みやすいですよ。

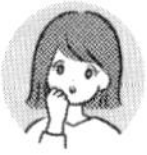

やるべきことを書き出すところまではできそうですが、順番を決めるのがなかなか難しいんですよね。どうやって順番を決めるといいですか？

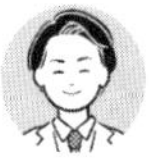

自分でルールをつくるといいと思いますが、私は嫌だなと思う仕事や不得意な分野を意識して先にするようにしています。

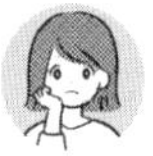

えっ！　不得意な仕事からすると、時間もかかりそうだし、ストレスもたまりそうな気がしますが……。

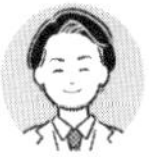

どんなに難しい仕事でも、先に先にと手を打っていれば対処法が見つかりやすいので、自分のペースで仕事を進めやすくなりますよ。

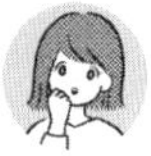

なるほど。不得意だからこそ、時間に余裕を持って取り組めるようにするんですね。

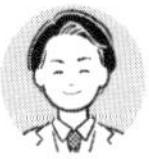

また、仕事中に副交感神経を働かせるためには、**ストレスをモチベーションに変換する***という意識も大切です。ストレスとモチベーション

＊ストレスをモチベーションに変換

注意してほしいのは「頑張り＝いいこと」と思わないこと。さらなるストレスを招きます。まして、長時間労働、サービス残業、劣悪な労働環境で頑張り続けていたら、取り返しのつかないダメージを被ります。

は、じつは表裏一体の関係なんですよ。

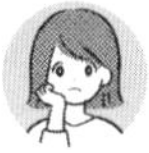
ストレスをモチベーションに変換することなんてできるんですか？

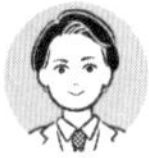
何事も経験しなければ、できるようにもならないし、自己成長もできませんよね。新たな仕事を頼まれることはストレスですが、「経験を積むほど自分の成長につながる」と考えるとモチベーションになります。ストレスをモチベーションに変換しながら、１つひとつの仕事に取り組むことで、ストレスへの耐性も高まりますよ。

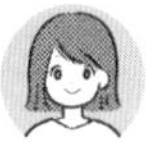
なるほど。ストレスと上手に付き合えば自分の成長につながるということですね。

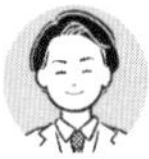
この世からストレスがなくなることはありません。嫌だ、嫌だと逃げ回っていると、よけいにそのダメージは大きくなります。自分の成長につなげながらストレスと上手に付き合うことが大切です。

POINT

やるべきことをメモに書き出して１つずつ片づけていこう。

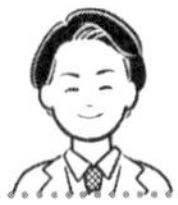

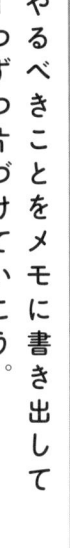

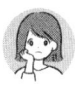

03

企画も未熟だしプレゼンテーションも下手だし、一生懸命取り組んでも評価してもらえない。

▼自分で自分を褒めて「世の中、理不尽なことも多いな」とあきらめる

毎週、社内プレゼンがあるんですけど、失敗したり、うまくできたと思っても上司からダメ出しされたり、才能がないなと思います。緊張して力が発揮できなかったことを悔やむ、せっかく考えた企画をダメ出しされてヘコむことは、誰にでもあることです。*

そんな感情を抱くのは、しっかり準備して、真剣に向き合っていたということ。まずはそんな自分を褒めてあげましょう。自分で自分を褒めても、正直なところ、やっぱり頑張った分、周りにも評価してもらいたいと感じてしまいます。

＊心が苦しくなる要因

人は直面している事態が、現実の姿であってほしくないと願えば願うほど、心が苦しくなるものです。こんなはずじゃない、本当はこういうはずだと思えば思うほど、心の苦しみは大きくなってしまいます。

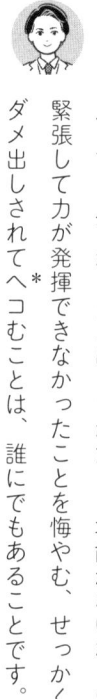

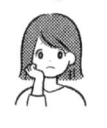

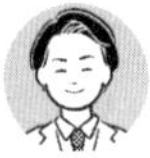

たしかに、世の中は理不尽なことばかりですからね。自分が悪くても人のせいにしたり、いっていることがころころ変わったり、機嫌によって態度が変わったり、理不尽な人は多いもの。他人の評価を気にしていたら、理不尽な人に振り回されてしまいますよ。**「理不尽なことが多い」とあきらめることも大切**です。

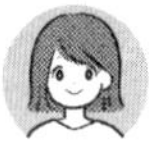

機嫌によって態度が変わるような人からの評価を期待していると思うと気が遠くなりました。「理不尽だなあ」と考えると気が楽になりそうです。

私も新米医師のときは、一生懸命に考えた論文を上司に認められずに愚痴をいっていました。また、努力すればするほど、結果が出ると信じていたので、評価されないとイライラしていました。先生でもそんなときがあったんですね。

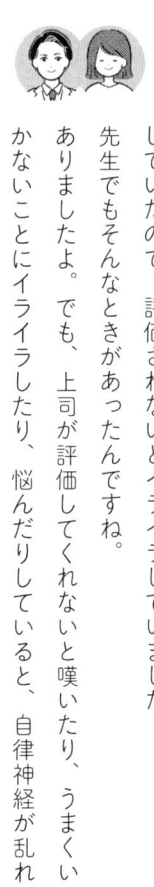

ありましたよ。でも、上司が評価してくれないと嘆いたり、うまくいかないことにイライラしたり、悩んだりしていると、自律神経が乱れてしまい、自分に悪影響だと気づきました。それからは、なにか嫌な

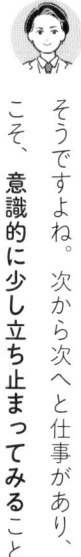

ことがあったとしても、環境や他人のせいにしないで、「自律神経が乱れている。だったら整えなくては」と意識するようになりました。自律神経に意識を向けることによって、落ち込むだけではなく、次はどうすればいいかと改善点を探すことができそうですね。

大切なことは、イライラしたり悩んだり*して、**自律神経を乱してしまわないように自分で意識すること**。失敗したり、評価されなかったりしても、「起こったことはしょうがない」と受け止めることで、自律神経が整い、多少のことでは動揺しないようになりますよ。

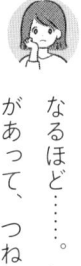

なるほど……。ただ、仕事を始めたばかりなので、次から次へと仕事があって、つねに目の前のことでいっぱいいっぱい……。自律神経を整えようと意識するような、余裕を持つことは難しい気がします。

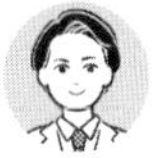

そうですよね。次から次へと仕事があり、休む暇もないと感じたときこそ、**意識的に少し立ち止まってみる**ことも大事だと思いますよ。

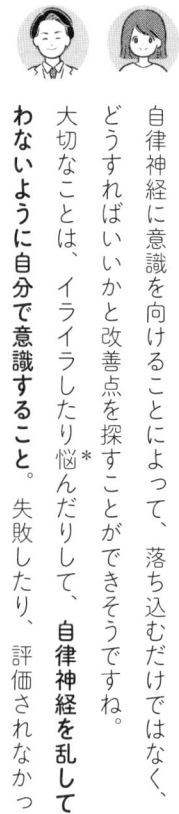

立ち止まるんですか？　目の前に仕事がたくさんあるのに、さらに仕事がたまってしまいそうです。

＊上手な悩み方

悩みの連鎖に陥っているときは、主観的で一方的な視点にとらわれています。上手な悩み方のポイントは「悩みを大・中・小に分ける」「悩みを書き出す」「時間を決めて悩む」。また、悩む主体を他の人に託して『「母なら」「先輩なら」「あの先生なら」「あの人なら」どう考えるか』と想像することで、客観的な思考になり解決策が浮かぶかもしれません。

いったいどんな本?

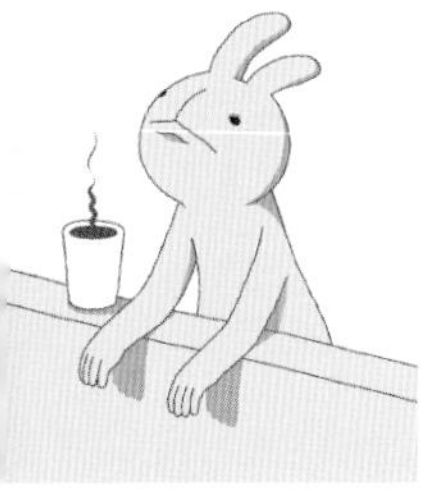

不安、悩み、嫉妬、怒り……だれもが経験する日常のさまざまな感情を描いた「感情メモ」から誕生した、黄色いウサギ「ソルト」。悲しい日は悲しみを、うれしい日は喜びを、腹立たしい日は怒りと悔しさを、誰かに話すだけでいい。

「完璧ではない自分だけど、大切にしよう」と前を向くソルトに勇気づけられる、韓国発のイラストエッセイ待望の日本語版です。

読者の皆様の感想

- サブタイトルの「ひとりでいたいけど、ひとりになりたくない」というのが図星で、自分のことのように思いました(10代・女性)
- 「自分をいたわる」という言葉がとても新鮮で、今の私には一番必要なものなのかもしれないと感じました(20代・女性)
- イラストも可愛いものばかりではなく、気持ちをダイレクトに表現しているので、共感して心が揺さぶられました(女性)

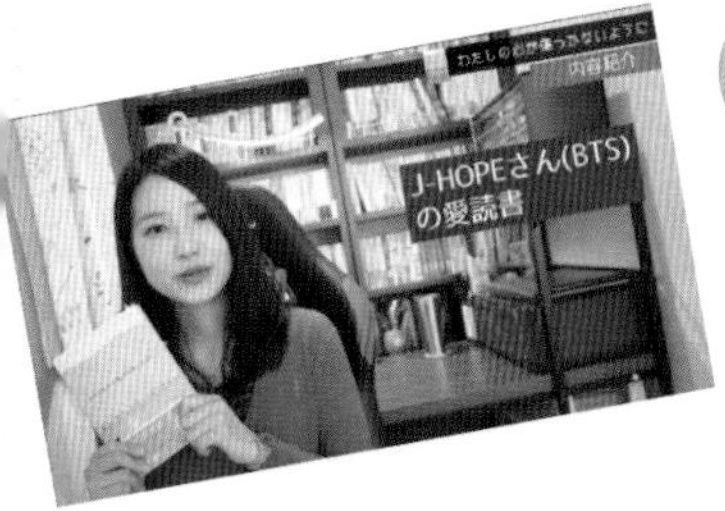

文学YouTuber ベルさんの動画でも紹介されました!

紹介動画は こちら

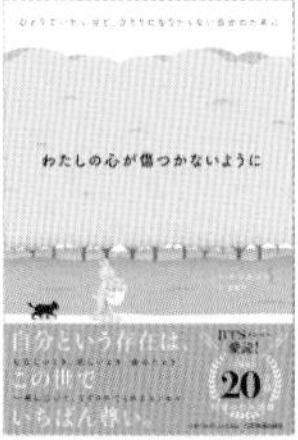

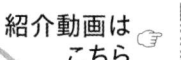

試し読みも あります!

わたしの心が傷つかないように

ひとりでいたいけど、ひとりになりたくない自分のために

ソルレダ 作・絵／李 聖和 訳

ISBN:978-4-534-05857-7　1,540円(10%税込)

自律神経が乱れたまま仕事を進めても効率が悪くなってしまいます。ゆとりを持って仕事に取り組んだほうが、解決策がみえてきたり、良いアイデアが生まれたりするので、がむしゃらに働き続けるよりも、結果として仕事が進んでいることもよくあります。

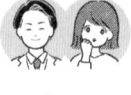

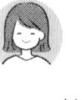

へぇ～。忙しいときこそ、立ち止まる。意識してみます。

ところで「立ち止まる」って、具体的にどうすればいいんですか？

たとえば、ネガティブな感情に襲われたら、**机の周りを片づけてみる**のです。ゴミを１つ捨てるだけでもいいですよ。ごちゃごちゃしたものが整理されていく様子をみているうちに、副交感神経の働きが上がって、心にゆとりが生まれます。

自律神経が乱れた状態を引きずらないようにすることが大切なんですね。

POINT

デスク周りの片づけをして心のゆとりを生み出そう。

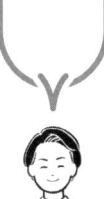

＼習慣／片づける

米フロリダ州立大学の研究チームの実験では、皿洗いも気持ちを込めてすることでストレス解消に効果があることがわかりました。目的意識を持っていれば、幸福感や満足感が得られるのです。私も水の流れを感じながら、汚れたものがキレイになっていく皿洗いをすることで自分の生活のペースをつくっています。

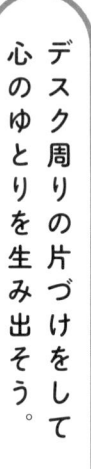

04

周りの人より指示や意見をいわれる回数が多いな。自分の能力が劣っているんだろうな。

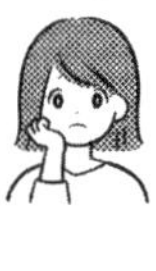

▼自分の「心の許容範囲」を知る

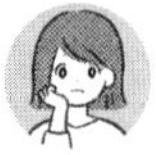

同期入社の友だちと比べると、先輩から指示されたり、上司から意見をいわれたりすることが多くて……。自分は劣っているんだろうなと思って落ち込むことがあります。

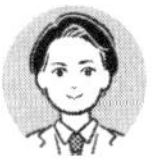

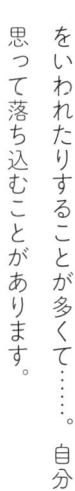

自律神経というのはとても繊細なもので、他人と自分を比べて劣等感を持ってしまうだけでもすぐに乱れてしまいます。自分の自律神経とはゲーム感覚でおもしろがって付き合うことが大切ですよ。

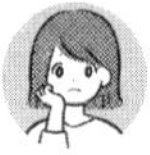

悩んでいるときにゲーム感覚でおもしろく付き合うなんて、どうすればいいんですか？

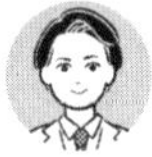

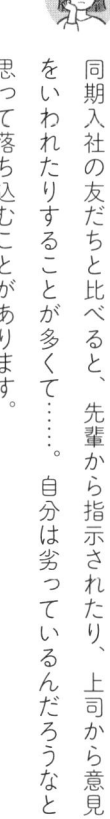

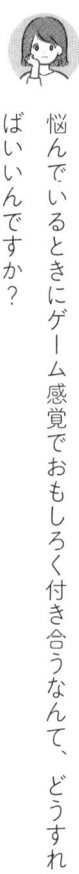

たとえば、人から指示されたり意見をいわれたりしたことが「嫌だな」「自分はダメだな」と思うか、それとも、「頑張っている自分のために

意見や指示を出してくれた」と受けとるかで感情は違ってくると思いませんか？

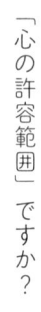

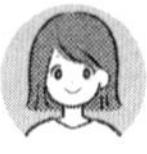

そうですね、「頑張ったからこそ、意見を出してくれた」と考えたほうが、心が穏やかになるし、やる気が出ると思います。

ネガティブな感情を抱くと自律神経が乱れます。もちろん、すべてにおいてポジティブ思考になれたらいいのですが、そう簡単にはいきません。まずは、**自分自身の「心の許容範囲」*を知る**ことが重要です。

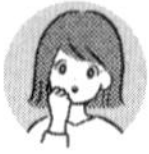

「心の許容範囲」ですか？

社会人になると、いろんな人と接し、さまざまな物事を経験します。そうした人や物、出来事に対してここまでなら受け入れられる、認められるという許容範囲というものが人それぞれにあるのです。心の許容範囲の大きさによって、物事の捉え方、人の言動に対する受け止め方が違ってくるということです。

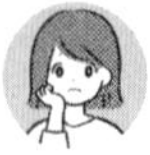

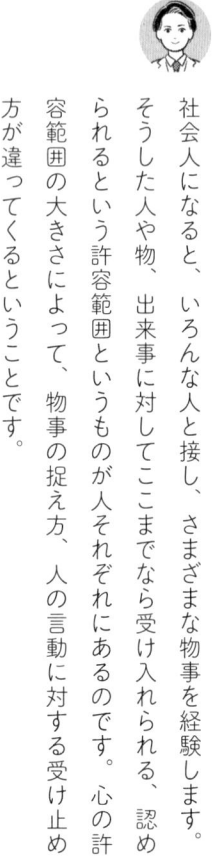

私は心の許容範囲が狭いから、ネガティブな感情に振り回されているということですか？

＊「心の許容範囲」を知る

怒りやイライラ、憎しみを感じると、交感神経が優位な状態になり、体が無意識に緊張し始めます。それが心身へ負荷をかけます。ネガティブな感情を抱いたときに、自分がどう反応するのかを冷静に観察することで心の許容範囲がみえてきます。また感情をコントロールできるようになります。

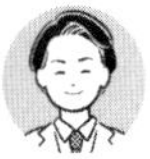

心の許容範囲は人それぞれだから、狭くてもいいのです。大事なことは、その心の許容範囲を自分で把握できているかということです。

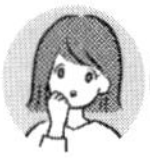

自分の心の許容範囲なんて、考えたことがありませんでした。

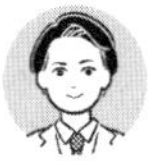

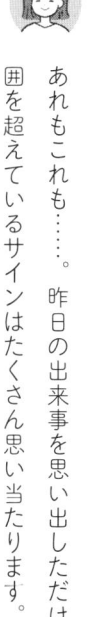

人が許せない、他人の言動にイライラする、嫉妬心が抑えられない、自信が持てない――。これらは、心の許容範囲を超えているサインです。感情のコントロールができずに怒りや不満を抱えてしまいます。

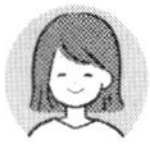

あれもこれも……。昨日の出来事を思い出しただけでも、心の許容範囲を超えているサインはたくさん思い当たります。

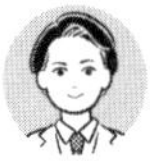

怒りや不満を抱えたままだと、仕事の効率はガクンと落ちてしまいます。そんなとき、心の許容範囲を知っていれば、それに見合った生き方ができて、怒りや不満を抱きにくくなりますよ。

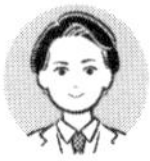

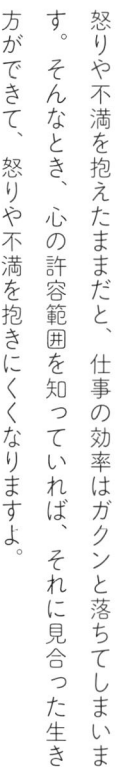

実際、私は、自分の心の許容範囲は狭いと思っています。だから、人との接し方、仕事のやり方など、自分の限界を超えないように意識しているので、さほどネガティブな感情に振り回されないのです。

へえ～。先生も心の許容範囲が狭いんですね。

それも、私自身が積み重ねてきた経験からわかったこと。仕事を頑張るためにも、自分の心の許容範囲をつねに意識して「これが私だ」と堂々と認めて過ごしていくことが近道です。

自律神経の安定を最優先させるんですね。

そうですね。とはいえ、生きていれば負の感情が生まれるのは当然のこと。どれだけ自分の限界を超えないように意識していても、思いがけず、職場でネガティブな気持ちに襲われることもあるでしょう。

そんなときは、**自分の席を離れて、階段を1、2階分上ったり、下ったりしましょう**。そのリズミカルな動きによって自律神経のバランスが整いますよ。

POINT

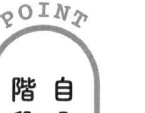

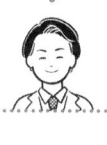

自分の限界を超えそうになったら階段を上ったり、下ったりしよう。

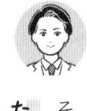

＼習慣／ 階段を上ったり、下ったりする

大きな筋肉が集まる足には多くの血液が流れています。階段を上ったり下ったりして、足の筋肉を伸縮させることでポンプの役割を果たして血流の巡りが改善し自律神経が整います。最新の研究で、運動は〝細切れ〟でも十分効果があることがわかってきました。エスカレーターやエレベーターがあっても３～４階程度なら階段を選択することがベストです。

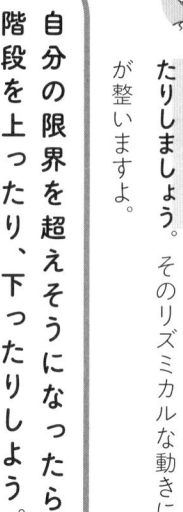

05 気の合わない人と同じチームになった。うまく仕事を進められるか心配だな。

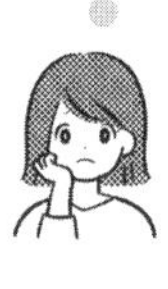

▼普段よりも200%丁寧にコミュニケーションを図る

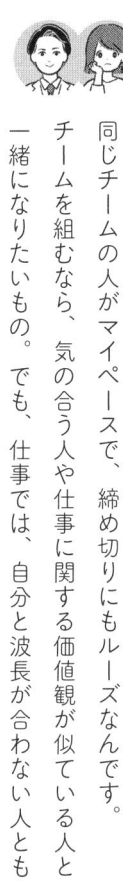

同じチームの人がマイペースで、締め切りにもルーズなんです。チームを組むなら、気の合う人や仕事に関する価値観が似ている人と一緒になりたいもの。でも、仕事では、自分と波長が合わない人とも付き合わなければいけないこともありますよね。

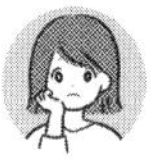

結局、締め切りに間に合わせるためには、私が1人でどんどん進めるしかなくて……。私の負担が大きくなるばかりだし、嫌になります。

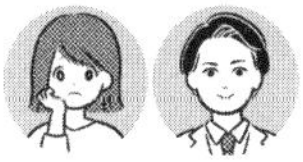

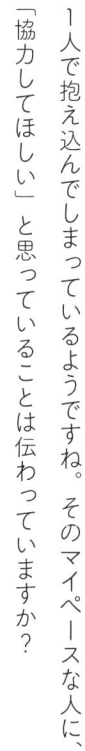

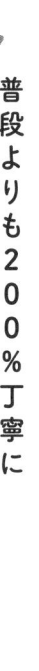

1人で抱え込んでしまっているようですね。そのマイペースな人に、「協力してほしい」と思っていることは伝わっていますか？

何度も話しているので、伝わっているはずですが……。

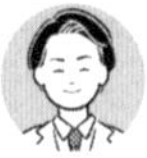

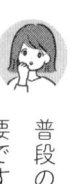

相手にお願いごとをするときは、**普段の200%丁寧に説明したほうがいい**ですよ。人に物事を伝えるとき、自分は100%理解した状態で話しますよね。それだと、0%の状態で聞いている相手には、話の意図が60%ほどしか伝わっていないことが多いのです。

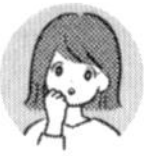

普段の200%も丁寧に説明するんですか!?　相当なエネルギーが必要ですね。

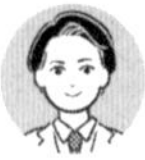

たしかに、*自分の気持ちを伝えるときは労力を使います。でも、やる気が削がれた状態で仕事を続けると自律神経が乱れてしまい、他の仕事にまで悪影響を及ぼします。まずは、自分の意図や気持ちをしっかり伝えて、協力してもらうようにトライしてみるのも、1つの手ですよ。

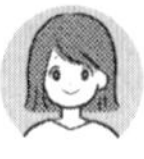

わかりました。気持ちを伝えるためにもう一度話してみます。

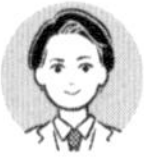

あと1つ、気持ちを伝えるために知っておくべきことがあります。それは、話しただけで、その人の性格や考え方までをすぐに変えることは難しいということ。そのため、自分のストレスとうまく付き合う工

＊自分の気持ちの伝え方

丁寧に伝えようと考えるだけでも、1つひとつの動作がゆっくりとして、気分も落ち着き、淡々と話すことができます。自律神経の乱れは〝伝播〟していくので、副交感神経を高めて行動することで、相手も冷静になって聞く耳を持ってくれるのです。早口でまくし立てると、仕事をした気になりますが、良い結果にはつながりません。

夫をする必要があります。

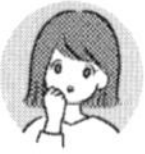
相手のせいでストレスを抱えているのに、私がストレスとの付き合い方を工夫しないといけないんですか？

たしかに、ストレスの発端は相手かもしれません。でも、どのような状態でも、生じたストレスを大きくして、自律神経のバランスを乱している要因は自分なのです。

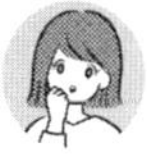
そんな……。自分でストレスを大きくしてしまっていたなんて。

自分に要因があるほうが、じつは助かりますよ。ストレスをコントロールする主導権が自分にあるとわかると、心が軽くなって自律神経が整います。自律神経が整った状態で他人と話すことができるので、落ち着いて人と話すこともできる。つまり、自分の意図することや気持ちも伝わりやすくなるのです。

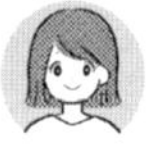
なるほど。自分のせいと考えるのではなく、自分でコントロールできるようになったと考えるんですね。

そうです。他人は変えられないけれど、自分のことはコントロールで

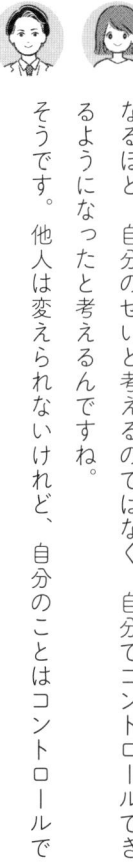

きる。相手の態度でイライラしても自分のストレスと上手に付き合うことで、落ち着いた気持ちで相手と接することができます。

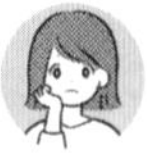

はあ〜。落ち着いた状態で、２００％丁寧に説明する。やっぱり気が重いなあ。

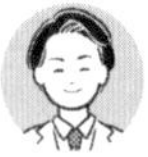

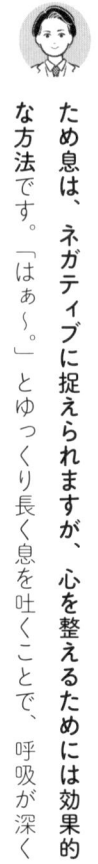

その「**ため息**」！　人付き合いにおいて、とても大切です！

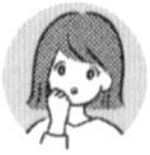

えっ！　ため息が大切なんですか？　いま、せっかく先生がいろいろとアドバイスしてくださったのに、ため息をついてしまった……。と反省したところでした。

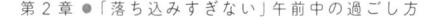

ため息は、ネガティブに捉えられますが、心を整えるためには効果的な方法です。「はぁ〜。」とゆっくり長く息を吐くことで、呼吸が深くなり、副交感神経の働きを高めてくれます。自分の心と体をリセットするためにも、ため息をつきましょう。

POINT

ため息をつき心を落ち着かせよう。

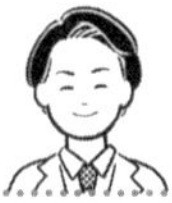

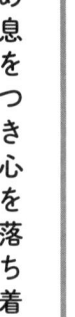

＼習慣／ため息をつく

大きなため息をつくと、その後、入ってくる空気が自然と多くなります。酸素の供給量が増え、末梢の血流も改善します。息を吐く時間を長くすることで首のつけ根にある、副交感神経の働きをアップさせるスイッチ「受容体」を刺激。さらに深い呼吸をすることで脳の中に「アルファ波」が出ることが近年の研究で明らかになりました。アルファ波は、幸せホルモン「セロトニン」が活性化したときに発生するといわれています。

06 気をつけていたのに、またミスをしてしまった。失敗してばかりで嫌になるな。

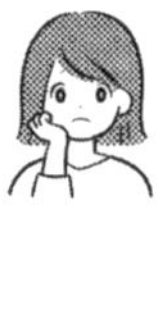

▼ **視野を広げて自分を客観的に観察する**

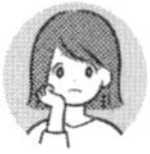

簡単なミスをして先輩に怒られました。何度も同じようなミスを繰り返してしまって……。そんな自分にムカついてイライラしてしまいます。

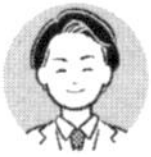

他人だけでなく、自分に対しても**「ムカつく！」*と口にした瞬間に自律神経は乱れてしまいます**よ。新社会人は失敗の連続ですからね。最初からできる人はいませんし、少しずつ成長していこうと思ってもいいんじゃないですか。

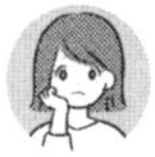

「誰でもミスすることはあるよ」と上司も励ましてくれたんですけど、私からすると、周りの人はみんな完璧、私だけがいつまでも同じところでつまずいているような気分になります。

＊「ムカつく！」と口にするリスク

イライラすることで不安を外に出し、自分を守ろうとしている、つまり「イライラする」のは自己防衛本能です。「ムカつく！」というつぶやきは、自分に対する腹立たしさも増幅させ、交感神経の働きを急上昇させます。怒りはつぶやかないで沈黙しているに限ります。

私は外科医なので、小さなミスが患者さんの命にかかわる大きなトラブルにつながります。それでも予期せぬトラブルは起こるものです。たとえば手術室でどれだけ完璧に準備していても、機器が作動しないことも起こりえます。だから私はつねに「誰も信じない＝Don't believe anybody」という言葉を自分に問いかけています。

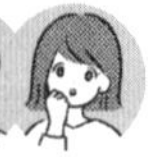

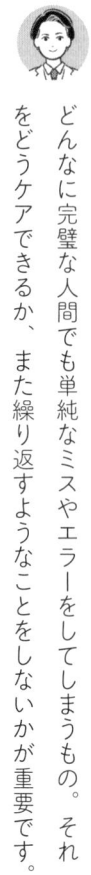

誰も信じない……。なんだか冷たい言葉ですね。

これはイギリス留学時代の指導医からいわれた言葉ですが、予期せぬトラブルや、小さなミスから逃れることはできないからこそ、誰も安易に信じない覚悟を普段から持つということです。

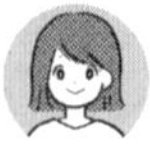

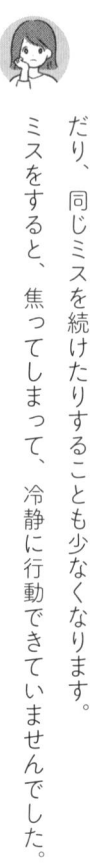

なるほど。失敗が許されないからこその言葉だったんですね。

どんなに完璧な人間でも単純なミスやエラーをしてしまうもの。それをどうケアできるか、また繰り返すようなことをしないかが重要です。失敗したとしても、冷静に対応できれば、重大な問題にならずに済んだり、同じミスを続けたりすることも少なくなります。

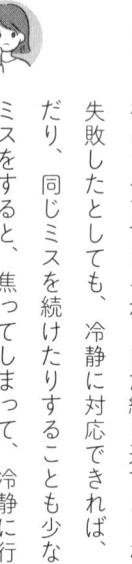

ミスをすると、焦ってしまって、冷静に行動できていませんでした。

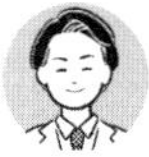

ミスやエラーは、精神状態でいうと緊張しているときや興奮しているときに起こりやすいものです。つまり、**ミスをするときは交感神経が高まっていることが多い**。そのときに焦れば焦るほど、よけい自律神経が乱れてしまいます。

ミスしたときこそ、余裕や安心をもたらす副交感神経を高めることがポイントです。そうすることでミスをしてしまったことを、自分を成長させるチャンスに変えることができるのです。

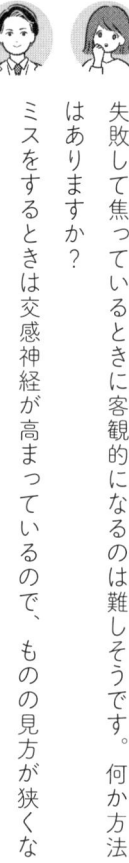

チャンスに変えられるんですか？

何か失敗して、ジタバタしているだけではチャンスには変わりません。でも、そんなときでも少し落ち着いて、客観的になることで、ものの見方を変えて自分を成長させる絶好の機会になりますよ。

失敗して焦っているときに客観的になるのは難しそうです。何か方法はありますか？

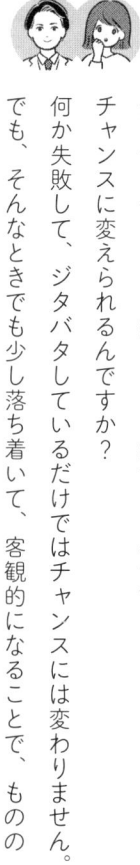

ミスをするときは交感神経が高まっているので、ものの見方が狭くな

っています。そのため、なにかしくじってしまったときは、**副交感神経を高めるためにも、上を見上げたり、周りを見回したりして、視野を広げることが必要です。**

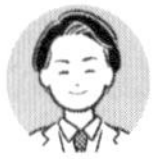

客観的に自分を観察でき、ミスをした理由が見えてくることも多いですよ。自分で解決の糸口を見つけたという経験は、成長するための大きな糧になるはずです。

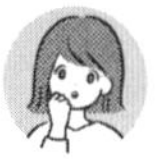

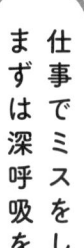

なるほど。ちなみに、ミスを防ぐために仕事中に自律神経を整える方法はありませんか？

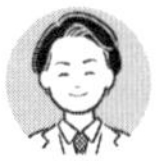

もっとも簡単な方法は深い呼吸です。**交感神経が過剰に働いて緊張状態になると、呼吸は浅くなっているもの。ゆっくり呼吸をする**ことで、酸素の供給量を増やし血流が改善します。その結果、副交感神経の働きが高まるのです。

POINT

仕事でミスをしたら
まずは深呼吸をして冷静な対応をとろう。

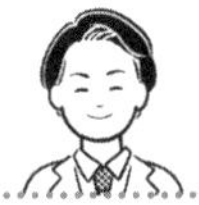

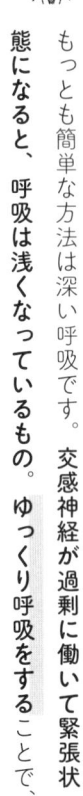

＼習慣／ゆっくり呼吸をする

①３～４秒かけて、鼻から息を吸う。
②６～８秒、ゆっくり長く息を口から吐く。
これを３分間続ける「１：２（ワン/ツー）呼吸法」は、自律神経が密集している横隔膜を大きく動かして、効果的に自律神経のトータルパワーがアップします。集中力がないとき、イライラしているとき、プレッシャーを感じているときに取り入れてください。

「なんとなく…」の不安や疲れを解決する

自律神経を整える午前中の過ごし方

食欲がなくて朝ごはんを食べたくない…と思ったら

➡ **水やお茶を飲んで腸を刺激する**

やることがいっぱいで手が回らない…と思ったら

➡ **やるべきことを書き出して作業の見通しをつける**

頑張っても評価してもらえなくて落ち込んだら

➡ **「理不尽だなあ」と考える**

目の前のことでいっぱいいっぱいになったら

➡ **机の周りを片づけて頭を整理する**

他の人よりも劣っているな…とネガティブになったら

➡ **階段をリズミカルに上り下りする**

波長の合わない人とうまく付き合うためには

➡ **ため息をついて心を落ち着かせる**

失敗してばかりで自分がムカつく！と感じたら

➡ **ゆっくりと深く呼吸をする**

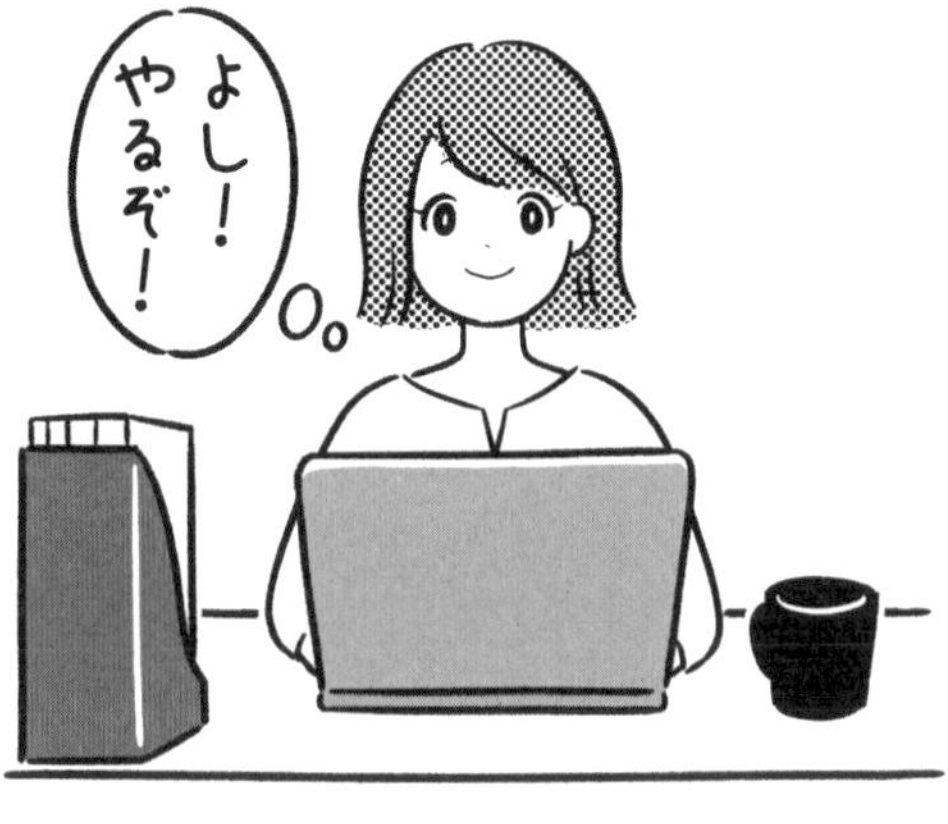
よし！やるぞ！

第3章

「気にしすぎない」お昼休みの過ごし方

自律神経が乱れている人のお昼休み

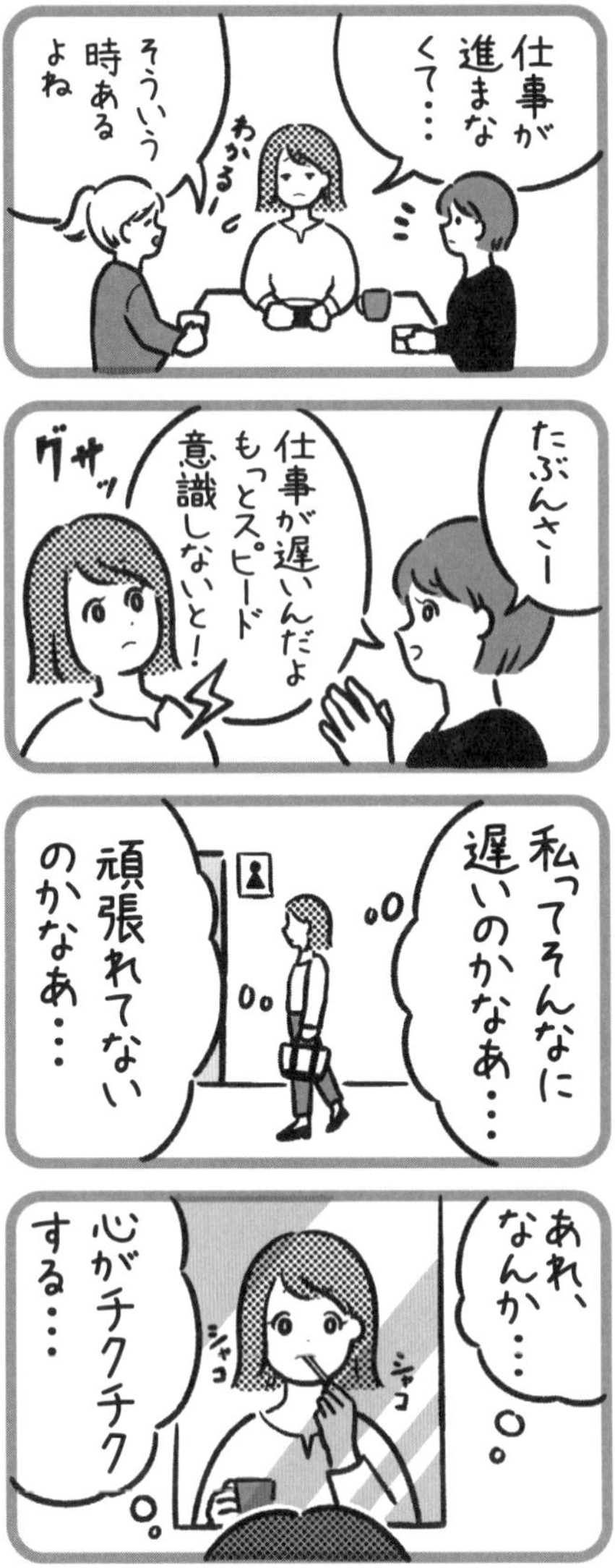
仕事が進まなくて…
わかる〜
そういう時あるよね
たぶんさー
仕事が遅いんだよ もっとスピード意識しないと！
グサッ
私ってそんなに遅いのかなあ…
頑張れてないのかなあ…
あれ、なんか…
心がチクチクする…
シャコ
シャコ

01 食欲もないし、仕事もたまっているし、休憩せずに働こう。

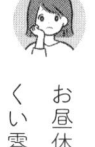

▼ 頭を整理するためにも思いきってゆっくり休憩する

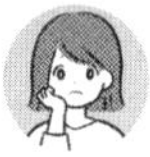

お昼休みになっても、食欲もなければ、周りの人も働いていて休みにくい雰囲気だし、仕事もキリがいいところまで進めないと気持ち悪いから休まず仕事を続けてしまうことがあります。

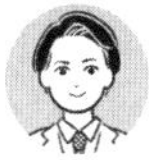

それは頑張っていますね、といいたいところですが、午後も高いパフォーマンスで仕事をしたいなら、その習慣はやめたほうがいいですよ。

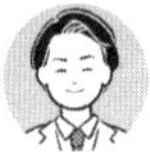

午後も頭はベストな状態で仕事を続けるためにも、まずは自律神経のリズムを理解することが大切です。

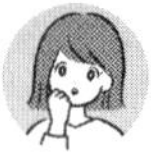

自律神経にリズムなんてあるんですか？

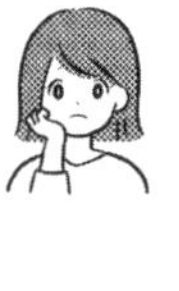

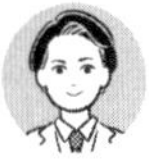

ありますよ。**自律神経の1日のリズムの中で、交感神経の働きがピークを迎えるのが12時ごろ。**その時間帯に、副交感神経の働きも高めて、自律神経を整えておくことが、午後もしっかり働ける心と体をつくるためには重要です。

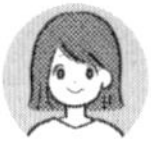

へぇ～。お昼の12時は、自律神経にとって大切な時間なんですね。

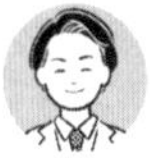

腸は、食事と食事の間に食べたものを消化・吸収して、最後に、腸内環境を整える*ためにお掃除をしてくれます。おなかが減ると、グーと鳴るのは、腸管が大きく収縮して腸内環境を整えるためにお掃除をしている音。**「食べ物を受けつけてもいいよ」とサインを送ってくれています。**そのタイミングで食事をすると、腸がしっかり働いてくれますよ。

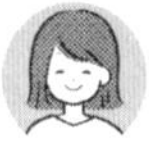

おなかが鳴ると恥ずかしいから鳴らないでほしいと思っていましたが、食事をとったほうがいいよ、とサインを出してくれていたんですね。

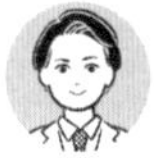

腸をしっかり動かすことで、全身の血流が良くなり、脳にも新鮮な酸素や栄養が運ばれます。結果的に、頭が整理されて、午後もスッキリ

＊腸内環境を整える

日中では、食事の間隔は６時間が理想です。その６時間の間に、食べたものを消化・吸収して、最後に腸管が大きく収縮して殺菌作用のある消化液が増加。腸に残った悪玉菌を処理してくれます。

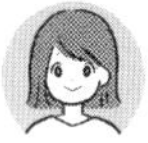

した気分で仕事ができるのです。お昼休みに食事をとることは、大切なんですね。

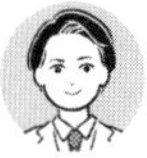

ここで、忘れてはいけないポイントがあります。食事のとり方によっては、交感神経が一気に高まるということです。

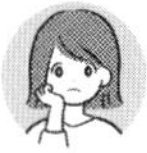

腸を刺激して副交感神経を高めようとしているのに、一気に交感神経が高まるなんて……。どうすればいいんですか？

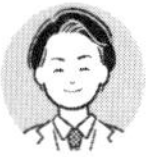

食事をとるときは、過剰に交感神経が上がらない食べ方が大切。それは、**ゆっくり、よく噛んで、食べ過ぎないようにする**ことです。

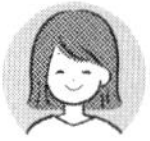

食事の基本ですね。なんだか子どもに戻った気分です。

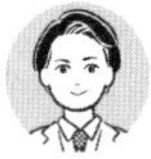

仕事に追われて焦るあまり、昼食は食事の基本が疎かになりがちです。お昼によく、ごはんをかき込むように食べている人がいますが、これだと消化をするために働く副交感神経は上がりにくくなります。

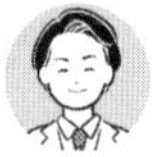

ゆっくりよく噛んで食べることで唾液の分泌も増え、消化・吸収をサポートします。さらに、顔の筋肉もほぐれてリラックスでき、噛むと

＼習慣／ よく噛む

「しっかり噛む」習慣は自律神経を整えるだけでなく、唾液量が増え抗ウイルス・抗細菌成分が増えて免疫力が上がる、脳内のヒスタミン分泌が活発になり満腹中枢を刺激するため過食を防止する、表情筋がほぐれることで副交感神経が高まりストレスが軽減されるなど、さまざまな効果があります。

いう一定のリズムも副交感神経を高めてくれます。

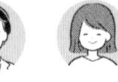

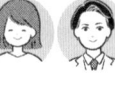

ゆっくり、よく噛むことでそんなに効果があるんですね。

また食べ過ぎも要注意。消化・吸収に大量の血液が使われ、脳への血流量が減ってしまいます。腹６〜８分目までにしておきましょう。

わかりました、気をつけます。

ゆっくり食事をとるために、**「ながら食べ」をやめる**こともおすすめです。仕事仲間と一緒に食べるランチは楽しいひとときですが、ときにはおしゃべりしたり、スマホを眺めたりせず、自分の目の前にある食べ物の色、形を眺め、一口ずつ口にして、食べ物の形や食感、味わいの変化を楽しむ。噛み終わったらゆっくり飲み込み、二口目へ。ちょっとした瞑想が充実のランチタイムにしてくれますよ。

POINT

ゆっくり、よく噛んで、食べ過ぎず、食事をとろう。

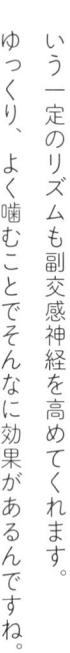

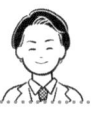

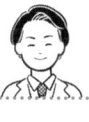

02 同僚から「もっと○○するべきだよ」といわれた言葉が引っかかる。

▼人間関係で簡単に乱されない「心」をつくる

同僚とお昼休みに話していたら、仕事の進め方の話題になって……。そのとき、「ちょっと遅れ気味なんじゃない？　もっと早く手を動かすべきだよ」といわれたことが、ずっと心に残っているんです。

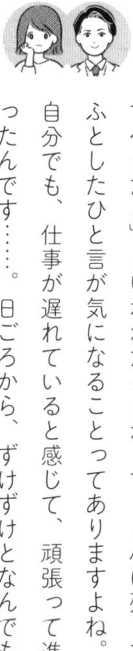

ふとしたひと言が気になることってありますよね。

自分でも、仕事が遅れていると感じて、頑張って進めていたところだったんです……。日ごろから、ずけずけとなんでもいう同僚だから、悪意はないと思うけど、なんだか気になってしまって……。

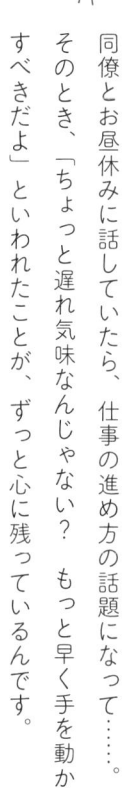

ストレスの９割は人間関係が原因です。気の合う人でさえ、イライラや怒りなどのネガティブな感情は生じます。それだけで**自律神経が乱**

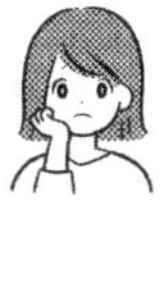

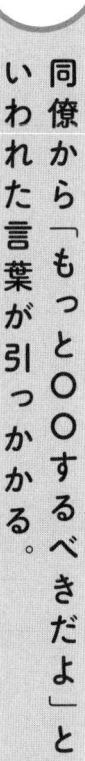

れてしまい、その影響は3〜4時間くらい続いてしまいます。

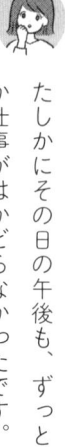

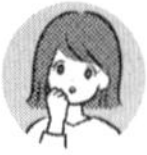

たしかにその日の午後も、ずっと同僚の言葉が引っかかって、なかなか仕事がはかどらなかったです。

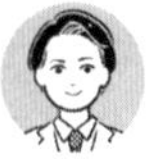

お昼休みは、愚痴や噂話*になることもありますよね。仲間内でありがちなこうした話題も、たとえ聞いているだけでも、よけいなストレスになって、自律神経のバランスが乱れます。

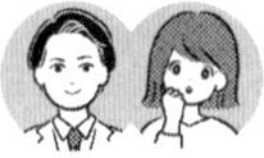

あまり同僚とは一緒にお昼休みを過ごさないほうがいいんですか？

自律神経の観点からだとそういうことになります。人付き合いのポイントは、自律神経のバランスの整った人と付き合うこと。さらには、できるだけ自律神経が乱れた人は避けること。これを意識して人間関係を築いていけばいいと思います。

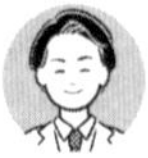

とはいえ、今から人間関係を断ちきって、1匹オオカミになって生きていくこともなかなか難しいですからね。だからこそ**簡単に乱されない「心」をつくること**が先決だと思いますよ。

＊愚痴や噂話は自律神経を乱す

他人の愚痴や悪口は聞かない、いわないのが心の安定を保つコツ。話題がネガティブな雰囲気になったら、誰にどう思われようとも、適当な理由をつけて席を外すくらいの覚悟があってもいいでしょう。愚痴や噂話はストレス解消という人もいますが、そういう人とは距離感を考え直す必要があります。

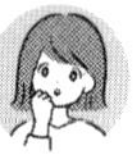
どうすればいいんですか？

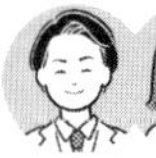
自分の置かれた状況や環境が、他人のものと違って当然と考えるようにします。わかりやすくいうと「あなた≠わたし」だということです。

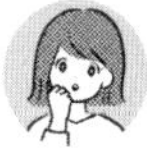
「あなた＝わたし」ではない。そう思うことから始めるんですか？

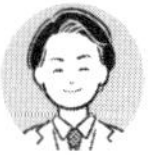
そうです。**考え方や価値観は人それぞれ**。まずは、それをつねに意識する。他人と自分では物差しが違うのだから、考え方が違っても仕方がないという姿勢でいつもいればいいのです。

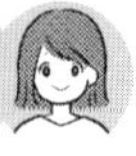
他人とは考える軸が違うから、気にしなくてもいいということですね。

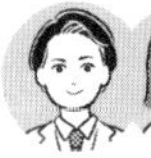
そのとおりです。「あなた＝わたし」と考えてしまうと、対人関係で生じる些細なずれが大きなストレスになってしまいます。他人は変えることはできませんが、自分は変えられますよね。**「あなた≠わたし」と考える**ことで、相手のネガティブな言葉の中に、ポジティブな要素をみつけ出すこともできるようになりますよ。

もちろん、他人がいう愚痴や噂話には耳を貸さないことも大切。自分から心を動かされないような行動を心がけることも重要ですよ。

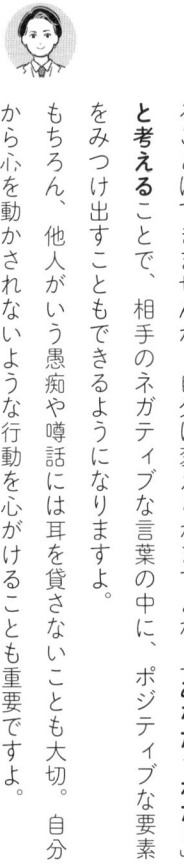

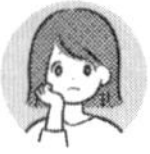

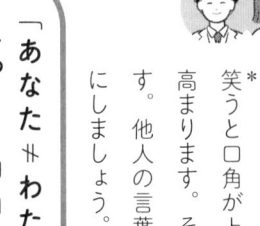

なるほど。すぐに自分を変えられるかちょっと不安もあります……。

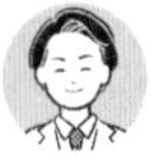

日ごろから意識するだけでも徐々に変わっていきます。それから、あくまでこれは、ストレスをためこまないテクニック。仕事をしていれば、他人の言動で心がかき乱されてストレスを感じることは、当たり前のように起こってしまいます。そんなときは、独自の気持ちの切り替え方を持っていると、ずいぶん楽になりますよ。もっとも簡単な方法が「**笑うこと**」です。

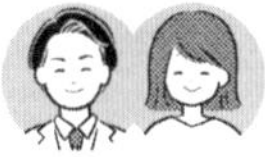

笑うだけで気持ちが切り替わるんですか？

＊笑うと口角が上がりますよね。表情筋の緊張がほぐれて副交感神経が高まります。その結果、血流が良くなり全身をリラックスさせるのです。他人の言葉に気持ちがゆれたときは、にっこり微笑むことを習慣にしましょう。

POINT

「あなた≠わたし」を意識しながらにっこり口角を上げよう。

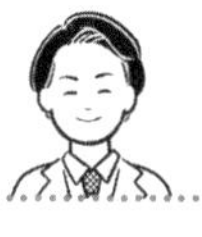

＊「笑うこと」と自律神経の関係

笑うという表情の変化が脳の視床下部に影響し、副交感神経が上がることが実験で確認されています。また白血球の１つで、がん細胞やウイルスを退治する「ナチュラルキラー細胞」の働きが活性化することもわかっています。

03 午前中はミスをしてしまったし、上司にも怒られて。全部自分のせいだし、落ち込むなあ。

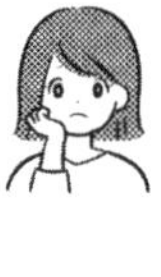

▼ 副交感神経のスイッチを入れるイメージをする

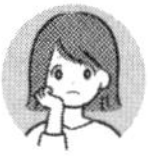

せっかくのお昼休みも、午前中、ミスを連発した自分を責めてしまったり、上司のキツい言葉を思い出してイライラしたり……。いろいろ考えていたら休憩時間が終わってしまうことがよくあります。

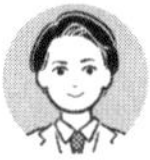

ずいぶん気持ちが沈んだ、お昼の休憩時間を過ごしているようですね。

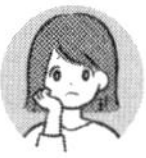

ミスをしてしまったことも、上司に注意されたことも、すべて自分のせいだから仕方ないんですけどね。あれこれ考えていると、全部投げ出してしまいたくなります。

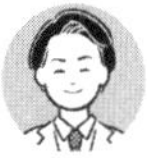

誰にだって、「あれもできない、これもできない」と自分を責めて落ち込むことはあります。私にもありますよ。ミスをしたり、仕事が進

まなかったりしたのは、自分が至らなかったからだと感じて、それを認めたことで、さらに気持ちが沈んでしまったこともあります。

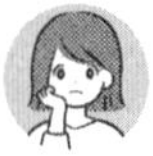

そうなんです。自分がダメだと実際はわかっていても、認めてしまうと気持ちが沈んでしまって……。一度ヘコんでしまうと、なかなか気持ちを立て直すのが難しくて困っています。

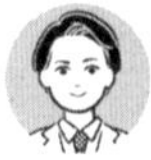

「失敗を引きずるな」と口でいうのは簡単でも、なかなかできません。

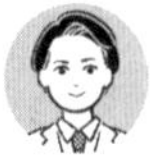

そんなときに大切なのは、大空を旋回する**鳥になったイメージで自分を客観的に眺める**ことです。自分を責めているときは主観的になって、視野が狭くなってしまっていますからね。

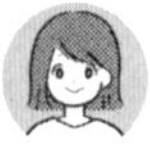

たしかに、自分を責めて落ち込みながら歩いているときに、周りがみえていなくて人にぶつかりそうになったことがあります。

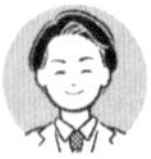

交感神経が高まると、狭くなるのは心の視野です。そこで、副交感神経の力を借りると、自分を客観的にみることができます。少しでも自分を俯瞰して眺めることさえできれば、自分の良いところもみえてきて、心に余裕が生まれます。そうすれば、ダメなところを少しずつ直

＼習慣／ 自分を客観的に眺める

窓から空を飛ぶ鳥や高いタワー、高層ビルや飛行機など「高いところ」を見上げることでイメージしやすくなります。次に、高いところからみえる自分を想像します。自分の抱えているものの小ささに気づくことができるかもしれません。

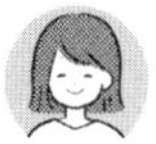

していこう、と前向きに考えられるようになりますからね。

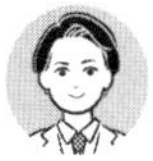

副交感神経は沈んだ気持ちを救ってくれる救世主ですね。気持ちが沈んだとき、すぐに対処できるように、副交感神経の働きを、すぐに高められる方法を教えてください。

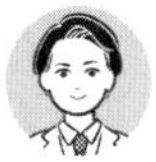

残念ながら、副交感神経の働きを瞬時に上げることはすごく難しいことです。

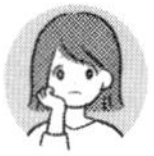

交感神経は人が命にかかわる事態になったときに働くものなので一瞬で高まりますが、**リラックスモードの副交感神経は、働きが高まるまでに5分以上かかる**ともいわれています。

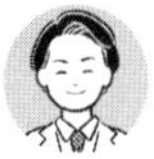

そんなに時間がかかったら、客観的に自分をみる前に、よけいなことまで考えて、ますます自分を責めてしまいそうです。

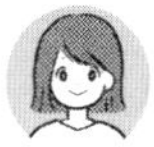

すぐに対処はできないかもしれませんが、お昼の休憩時間中には、なんとかなりそうだと思いませんか？

なるほど。5分間で働きが高まるのであれば、お昼休み中にリセットすることはできそうですね。

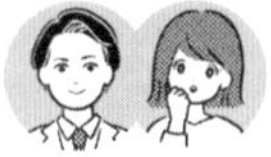

お昼休み中にリセットするにはどうすればいいですか？

まずは、副交感神経を意識することから始めましょう。気持ちが沈んでいるなと感じたら、**頭の中で副交感神経のスイッチを入れるようなイメージ**をします。それだけでも、冷静さを取り戻すことができますよ。

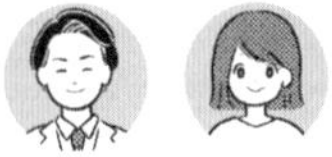

自律神経を切り替えるように意識するんですね。それでもなかなか切り替えができないと感じたときはどうしたらいいですか？

より効果を高めたいのなら**ウォーキングがおすすめ**です。できれば会社を出て5〜10分程度、ゆっくりとした呼吸をしながら散歩をすることに集中する。それだけで副交感神経の働きが高まり、リラックスした気分になり、頭に残っている仕事のモヤモヤも解消して、スッキリ切り替えられますよ。

POINT

5〜10分程度、ゆっくり呼吸をしながら散歩をしよう。

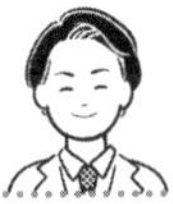

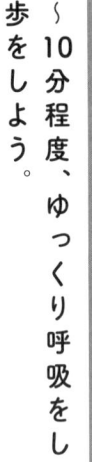

＼習慣／ウォーキング

激しい運動は交感神経のスイッチを入れてしまうことも。冷静さを取り戻すためにはウォーキングが最適。のんびりウォーキングすることで脳は「デフォルト・モード・ネットワーク」という脳内システムに移行し、何も考えない無意識の状態をつくってくれます。全身の血流も改善し体の緊張がほぐれてリラックスした気分になります。

04 同期はもう仕事を終わらせたんだな。自分だけ大幅に遅れている気がして不安だな。

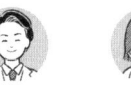

▼悪い連鎖を断ちきって モヤモヤした感情から抜け出す

お昼休みに同期と会ったら、来週が締め切りの課題が、もう終わったと話していて。私はまだ終わっていないので、話を聞いてからずっと頭の中がモヤモヤしています。

提出期限まで、まだ時間があるので、焦る必要はないと思いますよ。

そうなんですけど。自分だけがすごく遅れているんじゃないかと思ったら、なんだか気持ちが焦ってしまって……。

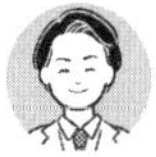

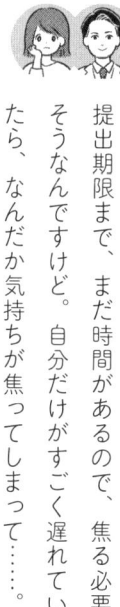

他人と自分を比較することで、心が乱れてしまうことは誰でもよくあることです。他人のことを気にしなければいいのですが、それも難しいですからね。

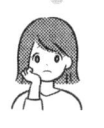

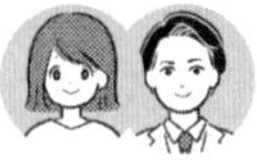

ところで、その課題をまだ進めていなかったのはどうしてですか？

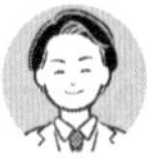

自分で優先順位を決めたとき、先に進めたほうが良さそうな仕事があったので、その仕事を進めてから、課題に取りかかる予定でした。

それならまったく問題はありませんよ。自分で計画を立てて、やるべきことを決めて、それをコツコツやっていたのなら、なにも心配する必要はありません。

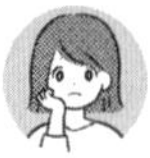

でも……。自分だけ遅れているんじゃないか、周りの人からどう思われているんだろう、となんだか気にしてしまいます。

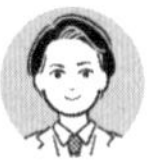

モヤモヤした気持ちから抜け出せないようですね。ところで、健康意識で大事なことは何だと思いますか？

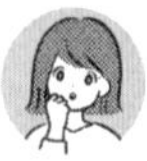

えっ、突然の質問ですね。えっと……。

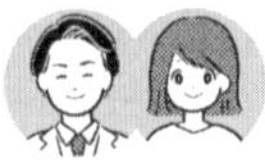

やっぱり、しっかり食べて、ぐっすり寝ることじゃないですか？

もちろん、それも大切です。でも私が考えている、もっとも大切な健康意識とは、**「悪い連鎖*を断ちきることができるか」**ということです。

＊悪い連鎖

たとえば、自律神経の乱れからくる不調は、肩こり、頭痛、不眠、便秘、免疫力の低下、全身の倦怠、イライラしやすい、集中力が続かないなど。これらの症状が複数重なったら自律神経失調症になることも。さらに高血圧、糖尿病、脳疾患、心臓病、うつ病などの長期的な不調を引き起こすリスクが高まります。

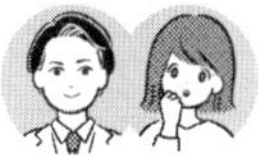

悪い連鎖を断ちきる……？

食事や睡眠が、健康に大きく影響していることは誰もが知っています。ところが、いくら意識していても、忙しい毎日で、食事も睡眠も完璧に整っている人は残念ながら少ないと感じています。

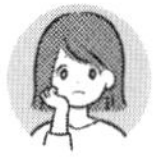

たしかに、健康のために大事だとわかっていても、仕事が忙しくて睡眠不足になることがあるし、つい食べ過ぎてしまうことも……。

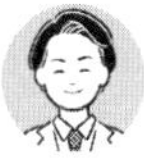

人は完璧ではないので、仕方のないことです。睡眠や運動を疎かにしたり、不健康な食べ方をしたりすることも、ときにはあるでしょう。でも、それがきっかけとなって悪い連鎖が続いてしまい、最終的に病気を招いてしまうこともあります。まずは、「最近、眠れていないな」といった、**不健康な部分に気づく***ことが第一歩。そして、悪い連鎖を断ちきることが、もっとも大事な健康意識です。

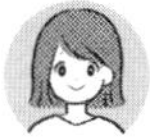

不健康を長続きさせないということですね。

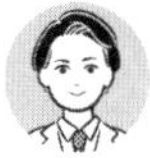

これは対人関係においても同じです。対人関係は、自律神経の天敵で

*悪い連鎖を断ちきるための不健康サイン

- ☑ 便秘や下痢をしやすい
- ☑ 判断力が鈍くなった
- ☑ 肌荒れが治らない
- ☑ 階段で息切れする
- ☑ プチうつ気味
- ☑ 冷えを感じやすい
- ☑ すぐに風邪をひく
- ☑ 足がむくみがち
- ☑ 朝の目覚めが悪い
- ☑ 眠りが浅い
- ☑ 怒りっぽくキレやすい
- ☑ ダイエットしてもなかなかやせない

すが、誰かと比べることは、とくに自律神経のバランスを乱します。

とはいえ、人はどうしても他の人と比べてしまう動物です。そのため、他の人と比べてしまったとき、悪い連鎖を断ちきる方法を身につけておくといいですよ。

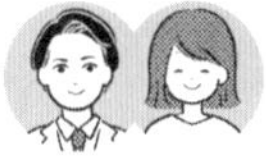

その方法、ぜひ知りたいです！

自分が人と比べているなと思ったら、その感情を**心の中の「引き出し」に収める習慣**をつけるといいですよ。

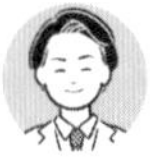

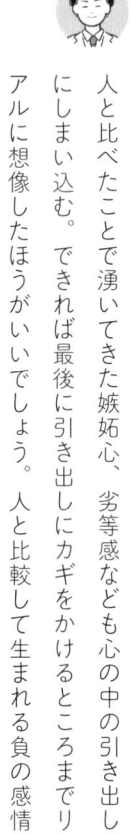

人と比べたことで湧いてきた嫉妬心、劣等感なども心の中の引き出しにしまい込む。できれば最後に引き出しにカギをかけるところまでリアルに想像したほうがいいでしょう。人と比較して生まれる負の感情を一度引き出しに入れて寝かせておくことで、悪い連鎖を断ちきることができるのです。

POINT

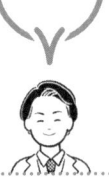

負の感情をしまっておく心の引き出しをつくろう。

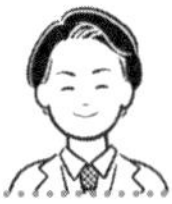

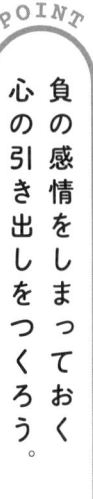

「なんとなく…」の不安や疲れを解決する

自律神経を整えるお昼休みの過ごし方

仕事が忙しいし休めない…とお昼休みに焦りを感じたら

➡ **ゆっくり、よく噛んで、食べ過ぎないように食事をとる**

落ち着いた休憩時間を過ごしたい…と思ったら

➡ **「ながら食べ」をやめて一口ずつに集中する**

休憩中にいわれた、ふとしたひと言が気になったら

➡ **「あなた≠わたし」と考える**

午前中、上司に怒られたことが引っかかったら

➡ **口角を上げてにっこり笑う**

休憩しても、気持ちの切り替えができないと感じたら

➡ **5～10分程度、ゆっくり呼吸をしながら散歩をする**

自分だけ仕事が遅れている気がして不安になったら

➡ **感情を心の中の「引き出し」にしまい込んでカギをかける**

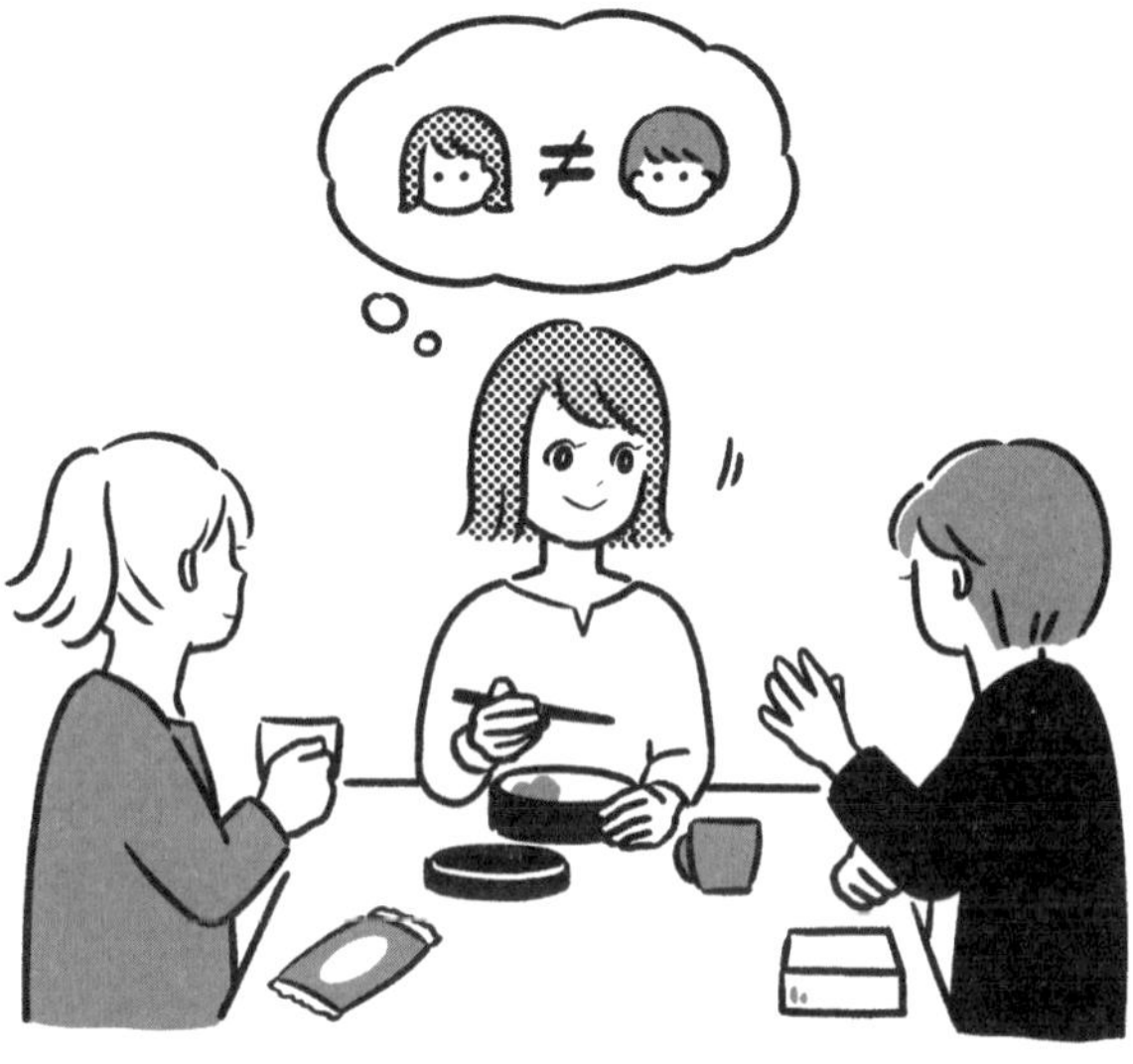

第4章

「とりあえず相談する」午後の過ごし方

自律神経が乱れている人の午後

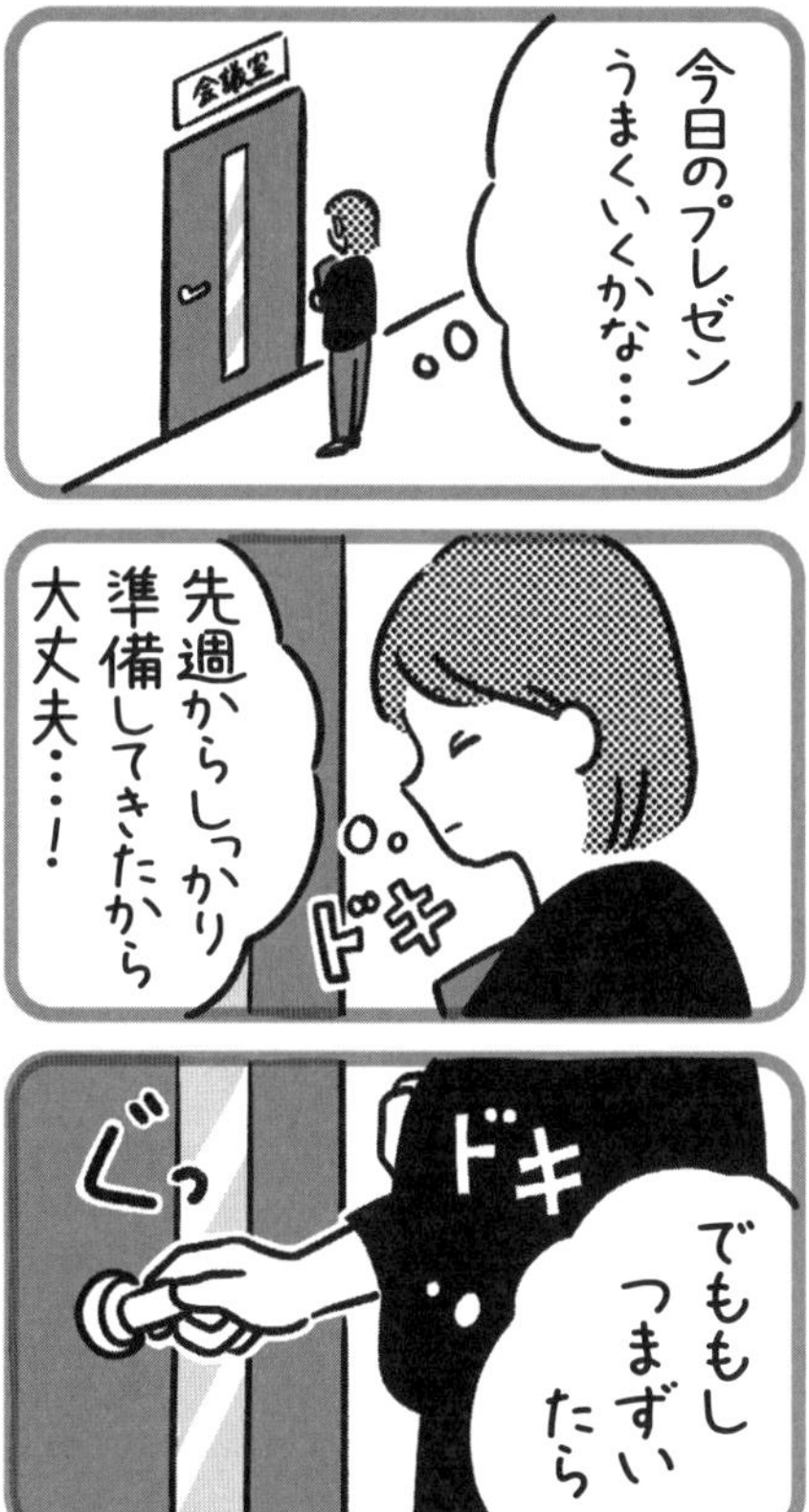
会議室
今日のプレゼンうまくいくかな…
先週からしっかり準備してきたから大丈夫…！
ドキ
ぐっ
ドキ
でももしつまずいたら
会議室
やっぱり怖い…!!
大丈夫？

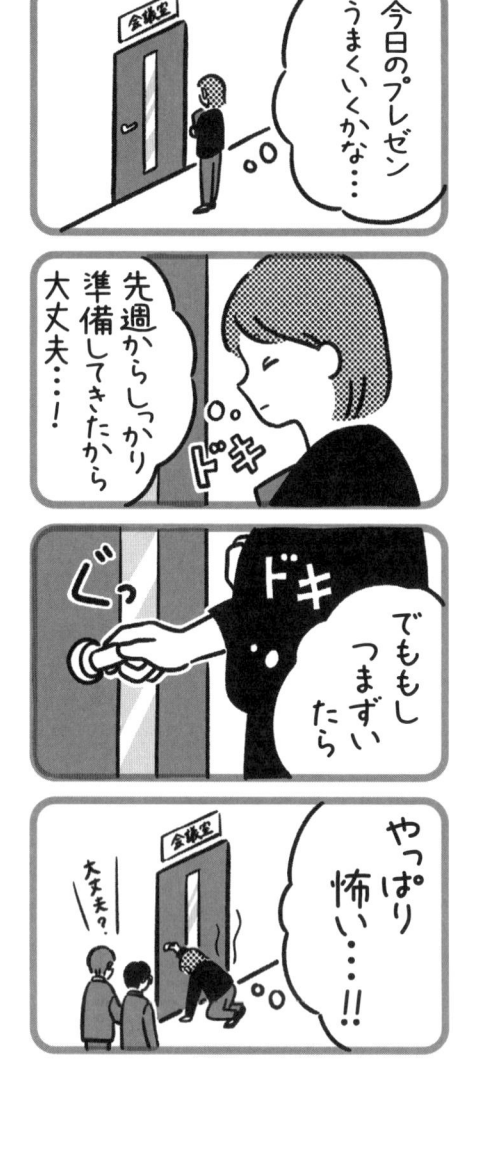

01 午後の仕事を始めても頭がボーっとして、集中できない。

▼ コミュニケーションをとることで交感神経の働きが高まる

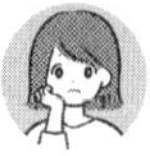

お昼休みのあと、頭がボーッとして仕事に集中できないことがあって悩んでいます。

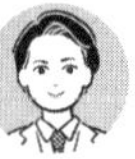

もしかしたら、お昼ごはんを食べ過ぎ*ているのかもしれませんね。

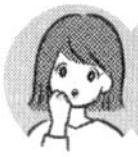

そういえば、会社の近くにあるイタリアンのお店に行った日は、とくにボーっとしてしまう気がします。

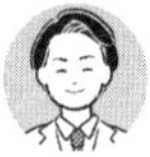

自律神経を整えるためにも、たまには、美味しいものを楽しむことは大切です。ただ、外食は、自分で食事の量をコントロールできない分、食べ過ぎるリスクがあります。食べ過ぎると、集中力を欠いてしまう恐れがあることも意識しておくといいですよ。

＊食べ過ぎ

麺やお米などの炭水化物がメインの食事は、交感神経を急激に高める作用があります。食後はその反動で、副交感神経が一気に高まるため、体は急ブレーキ状態になり、疲れを感じたり、眠くなったりします。炭水化物は体に欠かせない栄養素ですが、炭水化物をしっかりとるのは１日１回に抑えることがおすすめです。

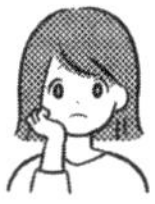

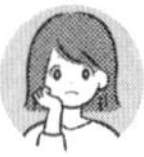
気をつけます。でも……。たまには、気分転換に外で食事をとりたいときもあるんですけど。

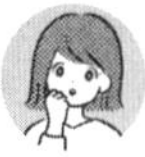
午後の仕事のことを考えると、外で食事をとらないほうがいいということですか？

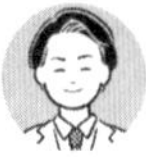
いえ、たまには気分転換も必要ですからね。集中力が切れてやる気が起きないときの過ごし方を知っておくといいですよ。

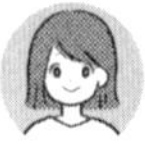
なんだろう……。知りたいです！

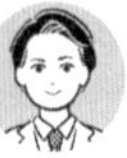
昼食後の2時間は「捨ててもいい」と割りきって過ごすのです。

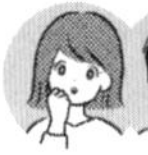
えっ！　勤務時間中に「捨ててもいい」なんて、怒られそうです。

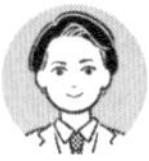
サボるのではなく、効率的に働くために捨てるのです。昼食後は、食べ物の消化にエネルギーを使うため、脳にあまり血液が行き届かず、注意力が散漫になったり、眠くなってしまったりするもの。そんな時間に、無理やり仕事をしても、かえって効率が悪くなります。さらに、

つねに気を張るのは、自律神経にとってもいいことではありません。

そうなんですか？

集中しているときは、交感神経*が上がってアドレナリンが分泌されます。でも、その状態が長時間続くと体と心は疲弊します。朝から夕方まで、ずっと100%集中するなんて疲れてしまうし、そもそも不可能です。自律神経の乱れも大きくなってしまいます。

なるほど……。安定したパフォーマンスを出すために「捨ててもいい」時間をつくる、と考えるんですね。

そうです。「捨ててもいい」時間をしっかり意識することは大切です。

捨てるといっても、何もしないわけではありません。**お昼休みのあとの2時間は、単純作業にあてることがおすすめ**です。資料整理や身の回りの片づけなど、集中しなくてもいい作業を見つけて、「捨ててもいい」時間にすると決めておくといいですよ。1つずつやるべきことを書き出して、時間を決めて淡々とこなすと仕事が進みます。

なるほど。ただ、働き始めてすぐだと、自分で時間をコントロールし

＊交感神経とアドレナリン

交感神経が上がると、神経伝達物質のドーパミンが大量に分泌され、脳の中枢神経が強化されます。その結果、神経伝達物質アドレナリンが分泌されて集中力が向上します。しかし、アドレナリンには血小板の働きを活発にして、血液をドロドロにさせてしまう作用も。イライラしたり怒りっぽくなったりするというデータもあります。

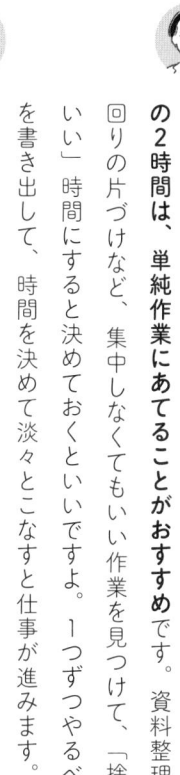

たり、仕事の内容を選んだりすることが難しいです。

それであれば、交感神経の助けを少し借りましょう。やる気を出すためには、**自分では多少苦手だと思っていることをして交感神経を少しずつ上げていくと良いですよ。**

たとえば、自分が抱えている案件について、上司に相談するのもおすすめです。相談する内容を考えたり、コミュニケーションをとったりすることで交感神経が高まり、集中力を上げることもできます。

試してみます。でも、さすがに毎日相談には行けないので、他の方法も教えてもらえませんか？

椅子に座ったままできる**ストレッチも効果的**です。呼吸を意識しながら左右10回ほど繰り返すと、交感神経が活発になってきますよ。

POINT

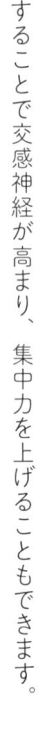

「捨ててもいい」時間をつくり、椅子に座ったままストレッチをしよう。

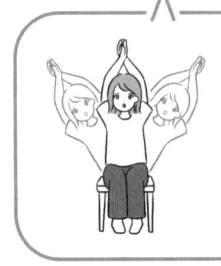

＼習慣／座ったままできるストレッチ

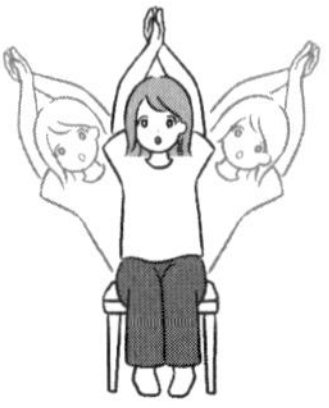

椅子に座ったままで、腕を上げて手首を頭の上で交差させ、そのまま息を吸いながら上体を上に伸ばします。その後、体を左右に倒していきます。呼吸を意識しながら左右に10回ほど繰り返すと、交感神経が活発になっていきます。

02

プレゼンテーション失敗しないかな。緊張するな……。

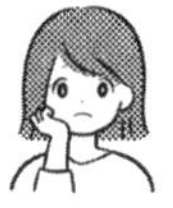

緊張の糸を1本だけ残して精神的な余裕を生み出す

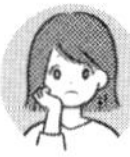

大事なプレゼンテーションの前は、いつも心臓がバクバク。来週、得意先の人にプレゼンテーションすることになったんですが、うまくできるかどうか不安です。

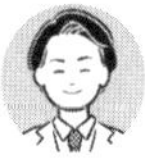

緊張することは悪いことではありません。相手に伝えるために、真摯に物事に向き合い、真面目にしっかり準備をしてきたからこそ、失敗したくないという気持ちが生じ、気が張り詰めるのです。万全の準備もせず、いい加減だと、そもそも緊張感などありませんよ。

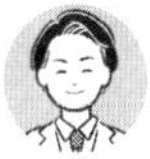

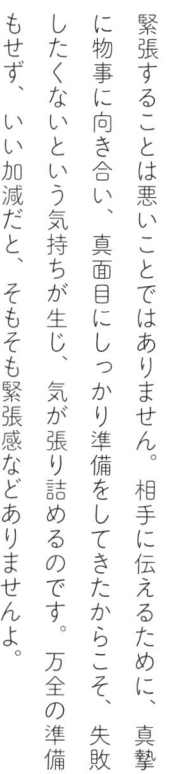

それに、人前で話すのは、誰だって緊張します。私も大勢の人の前で講演する前は、うまく話せるか、ドキドキしています。若いときは手

のひらに「人」という字を書いて飲み込んだこともありますよ。

その方法は、耳にしたことがあります。緊張をほぐす、おまじないですよね。

これは、単なるおまじないのようですが、自律神経の観点から考えても、効果のある手法なんですよ。

そうなんですか？

手のひらを大きく広げることに意味があります。緊張したとき、私たちは無意識のうちに、何かを掴んだり、手をギュッと握ったりします。手を握ると、交感神経の働きが高まり、さらに緊張が強くなってしまうのです。そんなとき、手のひらを大きく開くことで副交感神経の働きが上がり、自律神経のバランスを整えてくれます。

なるほど。今度、プレゼンテーションの前にやってみます！

他にも、プレゼンをうまく乗り越えるための方法はありますか？

大切なことは、今ある実力をしっかり出しきることです。そのために

＼習慣／ 手のひらを大きく広げる

手のひらには、自律神経を整えるツボがいくつか、みつかっています。手のひらを大きく開くことで、そのツボが刺激されて、副交感神経の働きが高まります。５本指を広げて、指がそるほど大きく開くことがポイントです。

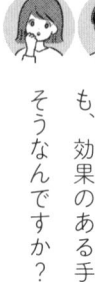

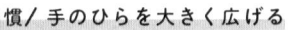

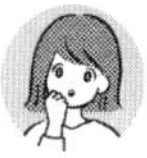

も、自律神経を味方につけて本番に臨むことです。

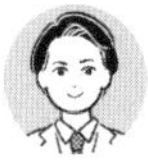

自律神経を味方につける……。しっかり副交感神経の働きを高めて、交感神経の働きをぐーんと下げればいいですか？

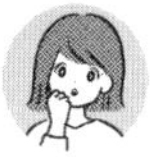

それだとリラックスモードになりすぎです。集中力がなくなり、まったく覇気のないプレゼンになってしまいます。本番でも安定的に90％以上の力を発揮するためには、緊張の糸は一本残す。適度な緊張状態を保ちながら、精神的な余裕を持つことがポイントですよ。

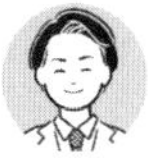

緊張の糸を残しながら心にゆとりを持つなんて難しそう。どうすればいいんですか？

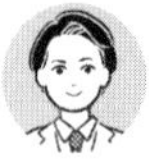

一瞬でも他のことに集中すると自然に心が落ち着き、ほど良く緊張しながらも精神的な余裕が生まれます。

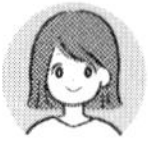

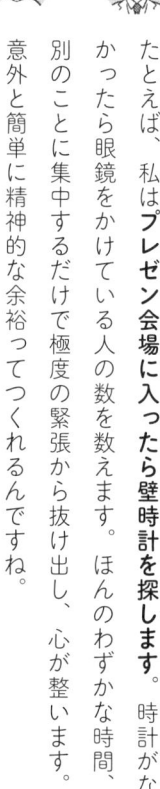

たとえば、私は**プレゼン会場に入ったら壁時計を探します**。時計がなかったら眼鏡をかけている人の数を数えます。ほんのわずかな時間、別のことに集中するだけで極度の緊張から抜け出し、心が整います。意外と簡単に精神的な余裕ってつくれるんですね。

また、**長期的にはルーティンをつくることも重要**です。本番で最高のパフォーマンスが求められる一流のアスリートは、試合前や大事な場面では、同じ所作を繰り返すことにこだわります。普段から正確に同じ動作を行なうことで、どんな場面になっても平常心で臨むことができ、持っている力をすべて発揮できるのです。

ラグビーの五郎丸選手や、野球のイチロー選手の動きは、自律神経を味方につけていたんですね。

そうです。ただし、このルーティンは、経験を積みながらつくっていくことが不可欠。仕事では、急に会場が変更になったり、プレゼンの順番が入れ替わったり、想定外のことがよく起こります。経験が浅いうちは、ルーティンを守ることに意識が向かいすぎて、かえってあたふたしたり、気持ちが乱れたりしてしまうことがあるのです。焦らずに、経験を積みながらルーティンをつくるようにしましょう。

POINT

手のひらを大きく広げ、ほんのわずかな時間、別のことに集中しよう。

＼習慣／ルーティンをつくる

スポーツ選手がゲーム中に行なうルーティンも参考になりますが、起床時間、朝食のメニュー、出社の仕方など、普段の生活でも自分の定番をつくっておくことが重要です。自律神経が乱れたときに、どこが不調なのか、その原因はなにかが、みつけやすくなります。

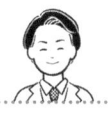

03 この仕事の進め方が正しいのか不安だけど、上司も忙しそうだし、相談しにくいな。

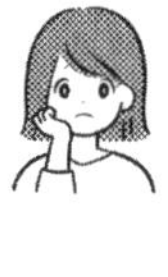

▼とりあえず相談することで時間とエネルギーを無駄にしない

企画書をつくっているところですが、方向性がずれているような気がして……。

せっかく企画を考えても、根本の考えや方向性がずれると、まったく違うものになってしまいますからね。早めに対処したほうがいいと思いますよ。

上司も忙しそうな雰囲気だし、完成させてから相談したほうがいいかなと。まだ企画書も練られていないと思うし……。

なんだか、根拠のない不安にかられているようですね。若いんですから、ときには「根拠のない自信も必要」だと思いますよ。

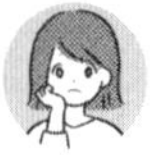

でも……。初めから何でも聞いてしまうと、1から指導されないと、仕事ができない人だと周りに思われてしまいそうな気がして……。

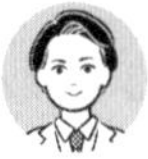

「失敗できない」と注意深くなっていませんか？　わからないことを聞くことは、恥ずかしいことでも、悪いことでもありませんよ。

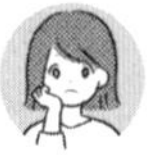

そうかもしれませんけど……。

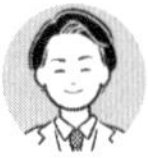

なかなか一歩が踏み出せないようですね。自分で試行錯誤することで成長することもあります。でも、不安なまま仕事をしていると、人は、自分の感覚や思考を優先させずに、一般的な常識や、他人の視線ばかりを気にしてしまう傾向にあるのです。

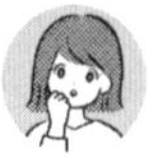

たしかに、上司や同僚など、周りの目が気になってしまいます。これって性格だと思っていたんですが、不安だと特にその傾向になるんですね。

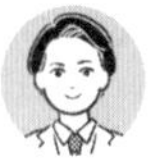

漠然とした不安は、よけいな無駄を増やしてしまって、時間とエネルギーだけを奪ってしまいます。「何か違うのではないか」という漠然

とした不安こそ、上司に相談して明確な問題点を見出すことが大切です。

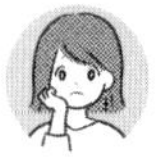

すぐに相談できれば一番いいと思うんですけど。漠然とした状態で相談するのは緊張してしまって……。迷惑なんじゃないか、呆れられないか、と考えるうちに相談するのが嫌になってしまうんです。

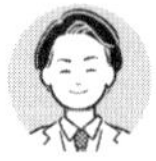

もう少し、気楽に考えたほうがいいと思いますよ。自分に与えられた仕事に責任を感じたり、期待をかけてもらっていると感じたりするあまり、心が乱れてしまい、いつもより不安になってしまうことは誰にでもあります。

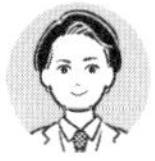

大切なのは、そのときに**自分で不安に感じていることや、嫌だなと思っていることを、意識して先にやること**です。結果的にその選択が正解だったりするのです。

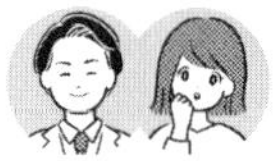

嫌なことから先に取りかかるんですか？

そうです。自信がなかったり、迷いが生じたり、不安なことが出てきたりしたときこそ、相談しながらあえて先にやる。そうすることで、どんな困難な仕事でも対処法がみえてきます。また、それを乗り越え

ることで自分に対して揺るぎのない自信を持つことができるのです。

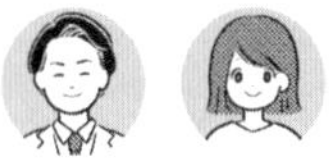

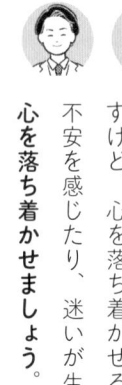

自分の力で乗り越えないと、自信が持てないと思っていました。仕事で迷ったり、不安になったりするとき、真正面から向き合って乗り越える経験によって自信は培われていきます。そんなとき、何も自分１人だけの力で乗り越えようとする必要はありません。他人に頼る方法を身につけるのも能力の１つですよ。また、迷ったり、不安になったりする内容こそ、上司からすると早めに相談してほしいものです。とりあえず、相談するように心がけます。相談する前は緊張するんですけど、心を落ち着かせる方法はありませんか？

不安を感じたり、迷いが生じたりしたときは、**顔のタッピングをして心を落ち着かせましょう**。自律神経が整って、心身ともにリラックスできるので、冷静さを取り戻して、正しい選択ができますよ。

POINT

タッピングで心を落ち着けて
とりあえず相談しよう。

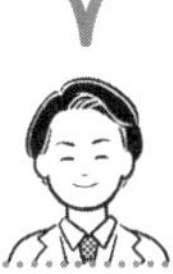

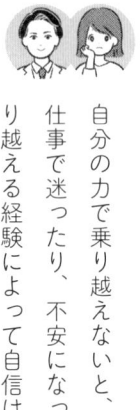

＼習慣／タッピング

緊張状態にあるときや、落ち込んだときに、自分の顔を指先でやさしくリズミカルにタッチしていくと、気持ちが穏やかになり、前向きになれます。これはアメリカ軍が兵士のPTSD（心的外傷後ストレス障害）の治療にも使った、実績のあるセラピーです。

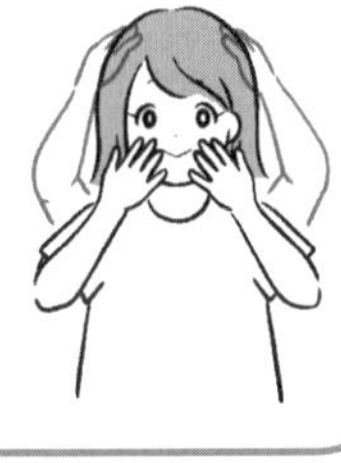

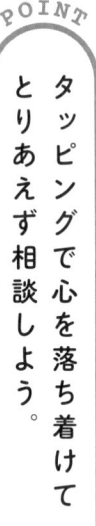

04 新しい仕事を担当することになった。せっかく任せてもらったんだし期待に応えないと。

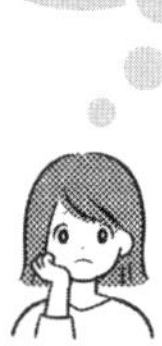

▼プレッシャーやストレスを楽しむことで心に余裕が生まれる

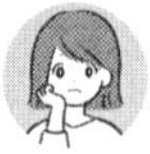

新しいプロジェクトのメンバーに選ばれました。せっかく選んでもらったので期待に応えないと……。緊張します。

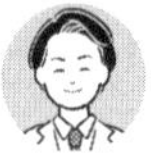

それはすごいですね。重要な仕事のようですから、ぜひ、遊ぶつもりでやってみるといいですよ。

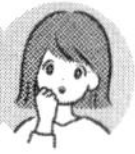

遊ぶ？　そんなことできませんよ。真剣に取り組まないと。

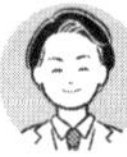

与えられた課題を、問題を解くように遊ぶということです。パズルを解いたり、難解なゲームにチャレンジしたりするように、ワクワクしながら、問題にアプローチしていく姿勢で取り組むということですね。

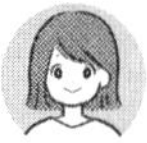

パズルを解くように遊ぶ……。

任される仕事が大きいと、ストレスも大きくなります。プレッシャーに押しつぶされてしまうこともあります。そんなストレスやプレッシャーを楽しむことが大切なのです。

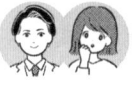

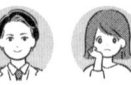

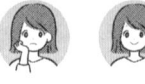

なるほど。なんだか、積極的に取り組めそうです。

でも、不安なのは、初めての仕事なのでミスしてしまわないか、ということです。

ミスの程度にもよりますが、仕事を任せた人は、多少の失敗があっても、その仕事を全力で取り組む姿勢に期待していると思いますよ。

仕事が完璧でなくても、期待に応えたことになるということですか？

初めての仕事では、自分のプレッシャーやストレスとの付き合い方を習得することこそ、大切だと思います。プレッシャーやストレスと上手に付き合えなかったら、単純なミスをするばかりでなく、失敗を繰り返してしまうことも少なくありませんからね。「心の余裕」を培うことで初めて、完璧な仕事ができるようになります。

ストレスやプレッシャーは、心の余裕を奪ってしまうんですね。

＊ストレスとの付き合い方

ストレスやプレッシャーを感じたときは、その状態をしっかり自覚して、自分がどう反応するのか冷静に観察しましょう。心の中でスポーツ中継のように「アナウンサー」と「解説者」をつくり、その状況を実況していくことも効果的です。

そうです。大事なプロジェクトを任されたら、勉強することも多く、準備にかける時間も多くなります。そのうち、準備をすることに肩の力が入りすぎて、だんだんとプレッシャーを強く感じてしまう。そのため心の余裕や安心感を失い、単純な失敗をしてしまうのです。

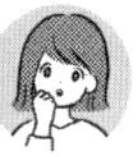

ストレスやプレッシャーに負けないためにはどうすればいいですか？

ミスしてはいけない、と考えすぎるのはよくありません。初めての仕事を経験できるのであれば、まずはそれに向けて全力で準備しましょう。勉強することも大事です。何も備えていないのに、完璧だけを求めてしまうと、空回りしてしまいます。

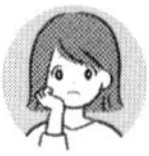

完璧にやろうとするほど、力が入りすぎて、思いがけないミスを連発してしまうんですね。

平常心で臨むことが大切です。外科の手術は、患者さんにとっては1回限り。医師はミスが許されません。命を預かるプレッシャーがある中で自分の能力を最大限に発揮するためには平常心がとても重要です。

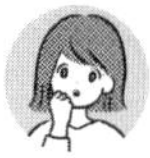

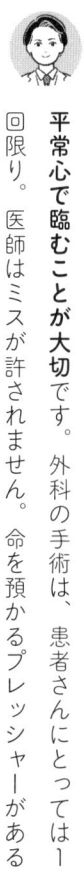

どうやったら、いつでも冷静な気持ちで臨めるのですか？

ある程度、経験をこなして、自分でみつけていくことです。そのためにも、プレッシャーと遊ぶつもりで向き合いながら、前向きに挑戦していくことが大切です。

まずは、前向きに挑戦して経験を積むことが大切ということですね。

ところで、さきほどからずっと、手をグーッと握っているようですが、頑張ろうと力が入りすぎているんじゃないですか？

ああ、本当だ！　無意識でした！

親指に力を入れてしまうと交感神経が上がってしまいます。人は不安になったり、緊張したりする場面では手をギュッと握ってしまいますが、とくに親指を中に入れて握ると、副交感神経を低下させ、プレッシャーを過度に感じてしまいます。**大きな仕事に向かうときでも、手を開いて親指の力を抜くこと**を忘れないでください。

POINT

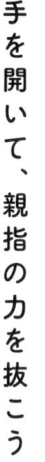

手を開いて、親指の力を抜こう。

＼習慣／ 親指の力を抜く

ゴルフでも、クラブを握るときには、親指に力を入れると、全身の力をうまく使うことができずにショットが安定しないといわれます。親指の血流が低下し、副交感神経の働きを下げてしまうためだと考えられます。

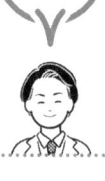

05

気づいたら、やるべき仕事がたくさん。毎日、仕事に追われてしまって疲れるな。

▼チョコレートを一口食べることで集中力がアップする

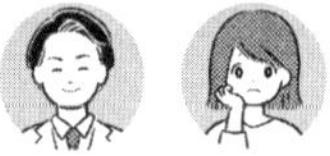

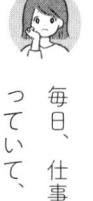

毎日、仕事に追われて忙しくて疲れます。気づけば大量の仕事量になっていて、戸惑ってしまいます。

仕事を引き受けたときは、やるぞ！　と気合いが入っていても、気づけば仕事に追われている、なんてこともありますよね。でも、戸惑ったままだと、たくさんの量の仕事はこなせないと思いますよ。

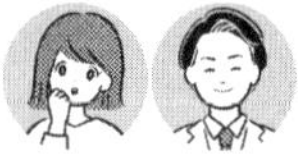

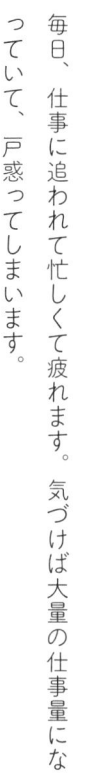

チョコレートでも口に含んで、自律神経のバランスを整えてみたらどうでしょうか？

チョコレートを食べると、自律神経が整うんですか？

＼習慣／ チョコレートを食べる

チョコレートは、カカオの含有率が高い、甘さ控えめのものを選んでください。またオフィスでの間食にはナッツもおすすめです。食物繊維やビタミン、ミネラルが豊富で、肥満防止に効果的なオメガ3脂肪酸も大量に含んでいます。

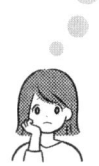

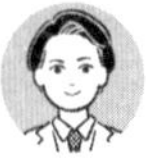
大量の仕事を前にすると、交感神経の働きがすごく高まっている状態になります。それ自体は悪いことではありませんが、同時に副交感神経の働きも高めると、自律神経が整い、パワーと正確性、集中力と冷静さなどを両立することができます。

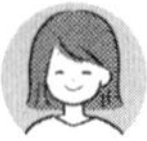
チョコレートを一口食べることで、胃腸が動き出して副交感神経の働きがアップするんですね。

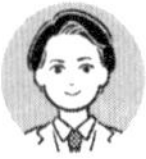
それだけではありません。チョコレートの主成分のカカオには血流を良くする効果があり、また鎮静作用があるテオブロミンという成分が含まれています。チョコレートは、副交感神経を活性化させるおやつとして最適ですよ。

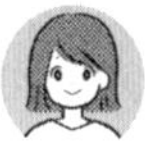
なるほど。チョコレートを食べるだけなんて手軽でいいですね。

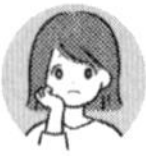
ただ……。チョコレートを食べても仕事量は減りませんよね。依頼された仕事があまりに多くて、締め切りまでに終わるか心配です。

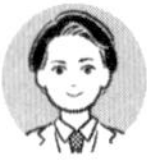
自分がこなせる仕事量を把握することは大切です。締め切りまでに仕事が終わらないかもしれないと判断したのなら、すぐに上司に相談す

るべきではないでしょうか？

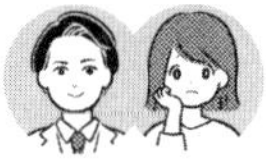

そうなんですよね、でも……。

かたい表情をみる限り、どうやら簡単には対処できそうにありませんね。まずは、**作り笑いをすること**から始めてみてはどうですか？　冷静な判断ができるようになりますよ。

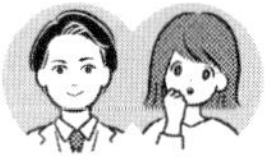

作り笑いにそんな効果があるんですか？

顔の表情には、全身の緊張の度合いが集約されて出てきます。眉間にしわができたり、奥歯の食いしばりがあったり。かたい表情のままだと自律神経が乱れて冷静な判断ができませんよ。

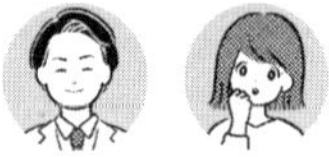

なるほど。本当に楽しい、おもしろいと思っていなくても、作り笑いでいいんですか？

じつは、**自律神経はだましやすい性質**もあるのです。もちろん、自然に微笑むことがいいのですが、無理に笑わなくても、作り笑いでも口角を上げることで、表情筋が緩み、血流が良くなり副交感神経が優位になるのです。

＼習慣／ 作り笑いをする

ラグビー王国ニュージーランドのトッププレイヤーで、ゴールキックを蹴る前のルーティンにおいてニヤリとする選手がいます。本当に笑っているわけではありませんが、緊張を強いられる場面ではとても理にかなっています。また、ロサンゼルス・エンゼルスの大谷翔平選手もバッターボックスやマウンドの上で、口を大きくあける仕草をよくします。表情筋を緩ませ、気持ちを落ち着かせているのでしょう。

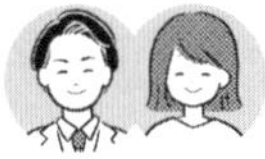

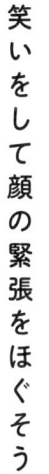

口角を上げて笑顔の表情をつくることが大切なんですね。

そうです、その表情です。顔の表情筋には、副交感神経の働きを高めるスイッチがたくさんあります。不安なとき、緊張を強いられる場面、迷いが生じたときなどには、表情が固まっていることがあります。それは自律神経が乱れているサイン。そんなときこそ、**奥歯の力を抜いたり、口角を上げてみたり、眼球をグルグル動かしたり**して、表情筋を緩めることです。

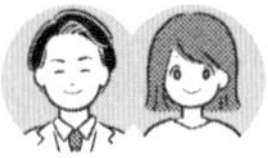

顔も緊張するんですね。

そうです。私も緊張する場面や判断力が鈍っているなと感じるときは、作り笑いのほかに、**顔のストレッチ**として口の中で舌をほうれい線に沿うように大きく動かして、顔のコリをほぐしています。自律神経が整うことで脳にも血液がしっかり送られ、落ち着きを取り戻すことができるのです。

POINT

作り笑いをして顔の緊張をほぐそう。

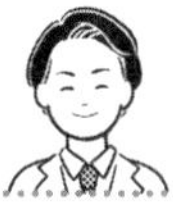

＼習慣／ 顔のストレッチ

舌を口の中で、ほうれい線からあごに沿って左右３回ずつ大きく回すだけでも、口周りの口輪筋の血行が良くなります。マスクをつけていれば、いつでもどこでもできるストレッチです。

06 取引先の担当者に打ち合わせの日時を間違われて予定がずれてしまった。イライラするな。

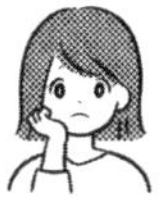

▼想定内のことを増やしておくことで怒りの感情を予防する

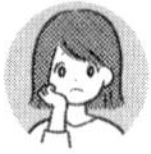

大切な打ち合わせがあったんですが、先方の担当者が日にちを間違えていたんです。午前中に必死に準備したのに！　ムカつきます。

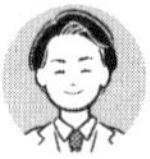

たとえ原因が相手にあったとしても、怒ってしまうことで、自らの自律神経を大きく乱してしまいます。

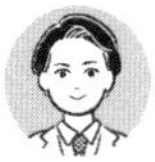

相手に怒りの感情を抱いていると、自律神経が乱れて血行も悪化し、血液そのものがドロドロになります。

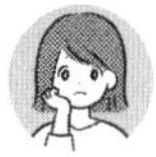

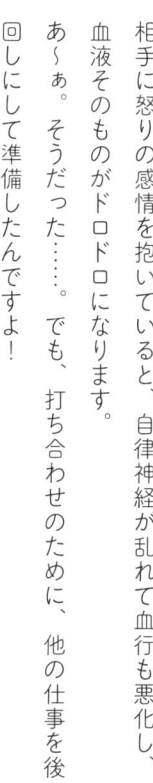

あ〜ぁ。そうだった……。でも、打ち合わせのために、他の仕事を後回しにして準備したんですよ！

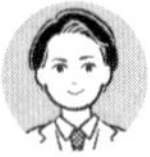

たしかに、予定していたことが、相手の都合で変更になるのは、いい気持ちはしませんよね。でも、相手に怒りの感情を抱いてしまうと、＊自分のコンディションを崩してしまいます。

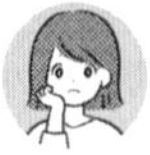

そんな……。嫌な気持ちになったうえに、自分の自律神経が乱れて、コンディションまで崩れるなんて……。すごく損した気分です。

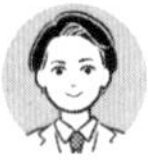

損する。まさに自律神経を意識すると、怒りの感情が、自分のコンディションまで乱してしまうので、結局、自分が損をしてしまうことに気がつきます。その気づきが重要です。

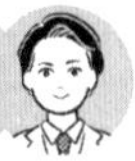

ところで、しっかりスケジュールは伝えたのですか？

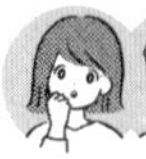

「来週の火曜日の３時」と、メールでちゃんと伝えていましたよ。

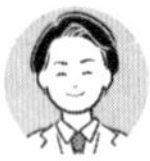

日時や場所をわかりやすく伝える工夫が必要です。「○月○日（火曜日）15時」など、より詳しく伝えてもよかったかもしれませんね。それに前日にメールや電話で確認したほうがよかったかもしれません。私は、先方にしつこいと思われてもいいから、**想定外のことが起こることを**

＊怒りの感情で自分のコンディションが崩れる

怒っているときは、いわば戦闘状態。腸にとっては、食べ物を消化している場合ではありません。吸収されなかった栄養分は腸の中に残るため、腐敗した栄養素が毒素を出すため腸内環境が悪化します。腸内環境が乱れると、ぜん動運動がうまくできないため便秘になります。怒りのコントロールができない人に便秘が多いという研究も行なわれています。

防ぐため何度も確認することがよくありますよ。

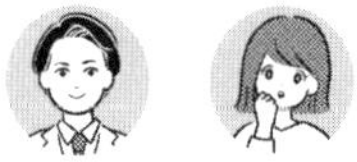

なにが起こってもいいように準備をしておくということですか？

人は想定していたこと以外のことが起こると、イライラしたり、焦ったりするものです。不意打ちを食らったときに、気が動転しないためにも想定内を増やしておきます。怒りの感情が湧かないように予防線を張ることも大切ですよ。

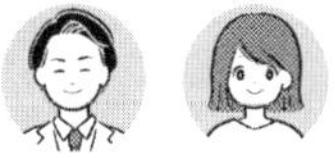

たしかに。今回も、相手が時間を間違えるなんて予想もしていなかったから、焦ってイライラしてしまった気がします。

わがままだと思われるかもしれませんが、**私はすべて自分のために準備をしています**。想定外のことが起こって、慌てふためいたり、イライラしたり、自律神経を乱さないための防御策です。

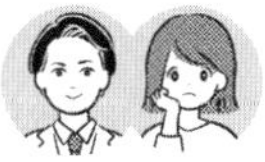

起こりうることを想像するなんて、なんだか難しそうですね。

自分1人で実践するのは難しいですよね。そういうときは、**自分が自分のコーチになったつもりになる**＊と、思いの外、うまくいきますよ。

＊自分が自分のコーチになる

コーチの役割は「先の流れを読むこと」「万全の準備を選手（自分）にさせること」「動くタイミングをはかること」「良い結果が出なくても、めげずに立ち直らせること」です。意識して会話するように、ストレスに飲み込まれそうになったときには、冷静にさせることも忘れないでください。

自分で自分のコーチになる？

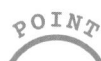

そうです。もう1人の自分がコーチになったつもりで、自分という選手をどのように動かすかを考えるクセをつけます。プランを練り、なにかピンチになったときに、どうしたらいいかアドバイスする。そんなコーチのような視点を心の中に持つことです。

客観的に自分をみつめることができるんですね。「客観視」というと難しそうだけど、自分のコーチが自分をみるという発想ならできそう。

そのとき、**コーチとして大切なのは、どのような事態が起こるか先の流れを読むこと**。最悪の事態を頭に入れて、策を練って準備をしておきます。自分の中に冷静なコーチ役をたてることで、想定外のことが発生しても、あたふたすることもなくなります。その結果、自分のコンディションを保つことにつながるのです。

POINT

自分で自分のコーチになって起こりうることを想像するクセをつけよう。

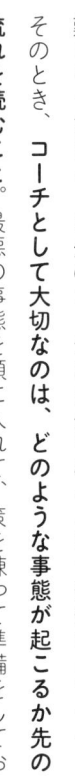

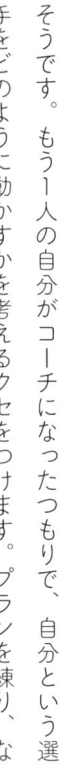

「なんとなく…」の不安や疲れを解決する

自律神経を整える午後の過ごし方

頭がボーっとして仕事に集中できない…と思ったら

➡「捨ててもいい」と割りきって単純作業をする

なかなかギアが上がらない…と感じたら

➡椅子に座ったままストレッチをする

プレゼンテーション前に緊張してドキドキしたら

➡手のひらを大きく開いて壁時計を探して心を整える

漠然とした不安を周りの人に相談しにくいと感じたときは

➡顔のタッピングをして心を落ち着ける

仕事量の多さに戸惑ってしまったら

➡チョコレートを一口食べる

仕事が終わらない…と思ったら

➡作り笑いをして冷静な判断をする

想定外のことが起きて混乱したら

➡自分のコーチを演じて先を読む

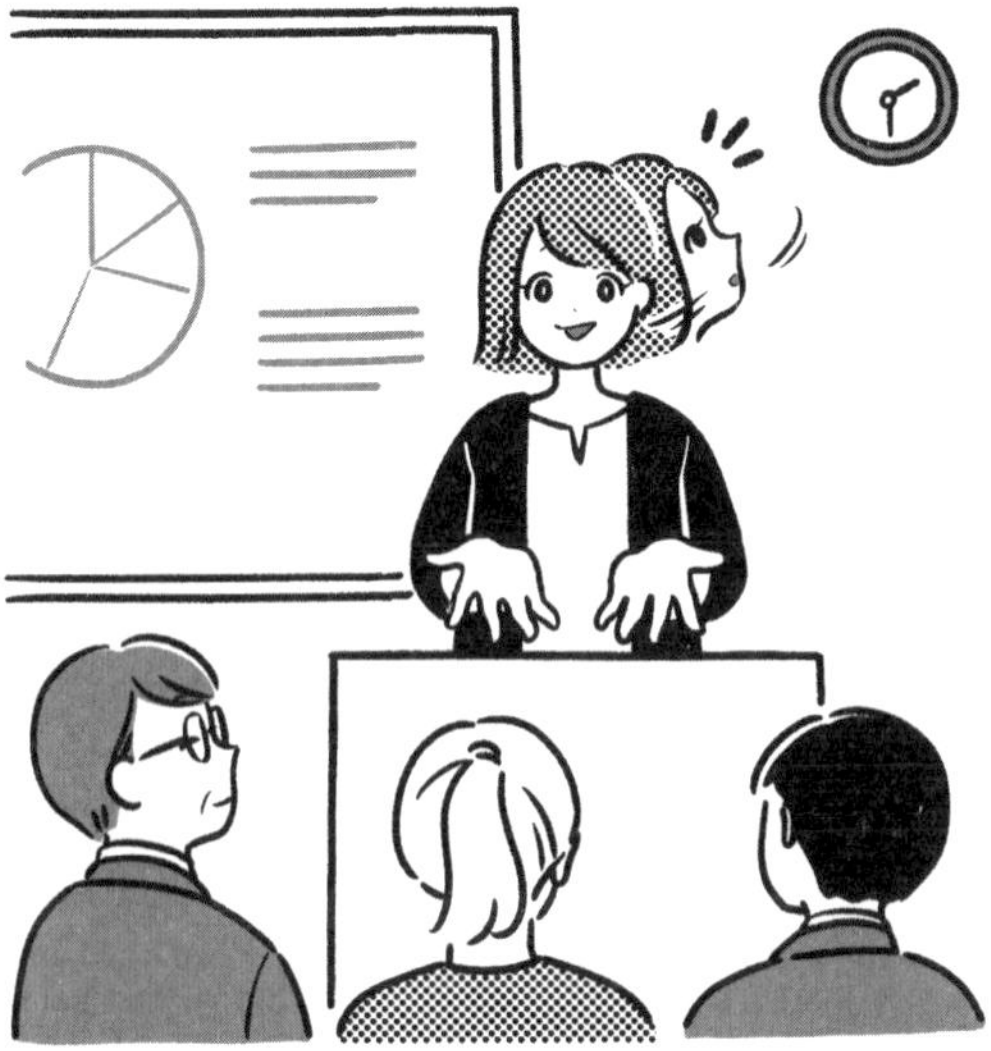

第5章

「思いきって断る」夕方の過ごし方

自律神経が乱れている人の夕方

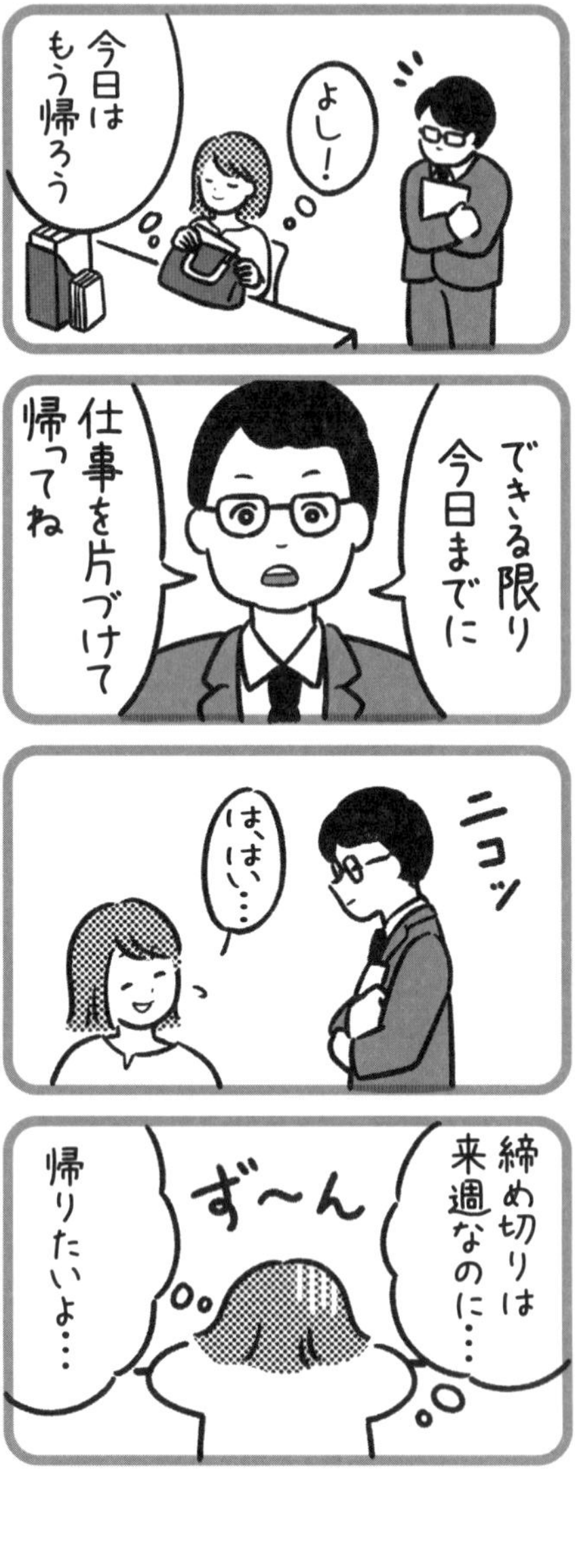
今日はもう帰ろう
よし！
できる限り今日までに
仕事を片づけて帰ってね
ニコッ
は、はい、…
締め切りは来週なのに…
帰りたいよ…
ず～ん

01

「みんなで食事にでも行こうよ！」と誘われた。みんな参加するみたいだし、私も参加しないと。

▼「みんなから好かれたい」という欲求は誰もが持っている

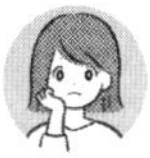
同期で食事に行くみたいで「来ない？」と誘われたんですが、次の日は朝からプレゼンテーションがあるんです。食事に行ったら疲れそうだし、前日の夜はプレゼンテーションの練習をしたいし……。どうしようか迷っています。

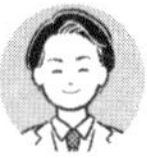
次の日の仕事に支障が出るかもしれないのであれば、断ったほうがいいと思いますよ。

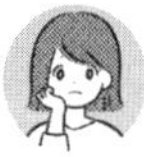
そうですよね。断ろうと思っているんですけど……。みんな参加しそうだから、私も行ったほうがいいのかな、という気持ちもあって。

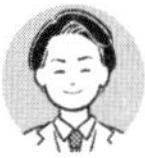
ずいぶん迷っているようですね。乗り気ではない食事の誘いを受けたときに、参加するか、参加しないか……。迷いますよね。

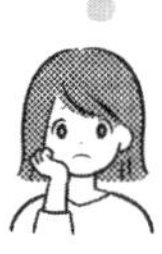

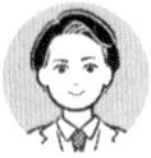

そのような迷いは、「みんなから好かれたい」という欲求や、その日の体調、嫉妬心の有無、参加する人との人間関係、誘ってきた人が苦手かどうか――。さまざまな感情が絡むので、決断しにくいものです。

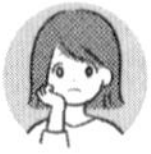

たしかに。次の日の体調は心配なんですけど、一方で、誘いを断って「付き合いが悪いやつ」と思われるのが嫌だという気持ちが大きくて。誰からも好かれる、なんて無理だとわかっているんですけど……。

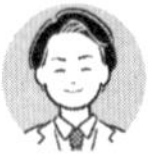

「みんなから好かれたい」といった欲求は誰もが持っています。自分にとって「付き合いが悪いやつ」と思われたくない、という気持ちが一番大きいのであれば、食事会に参加したほうがいいと思いますよ。

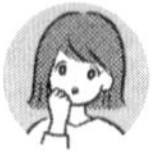

次の日に大事なプレゼンテーションを控えていたとしても、参加したほうがいいということですか？

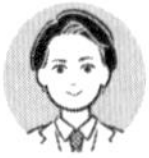

食事会や飲み会に参加して、疲れてしまったとしても、「付き合いが悪いやつ」と思われない目的はちゃんと達成していますよね。人は、目的を意識すると、その場で受けるストレスが小さくなります。

＊お酒と自律神経の関係

お酒を飲むと交感神経を刺激し、副交感神経の働きが低下します。腸の働きを悪化させ、睡眠の質も下がります。体調が悪いときは、飲酒を控えましょう。負担を抑えるお酒の飲み方は、同量の水を交互に飲むこと。アルコールの分解に使われる水分を補給して脱水を防ぐだけでなく、血流悪化を抑えて二日酔いの予防にもなります。

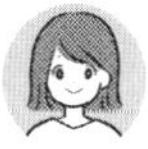

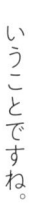

自分の中で目的をはっきりさせて、食事会に参加することが大切だということですね。

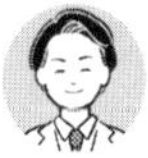

そうです。大事なことは、迷うことが自律神経にとって良くない、と意識すること。そのために、**食事会に参加する目的がいえるなら行く、いえないのなら行かない、という線引きがあってもいい**と思いますよ。

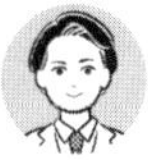

さらに、**食事会の参加者が、自分の自律神経にとってプラスになる人か、マイナスになる人かを瞬時に見極める**ことも必要です。

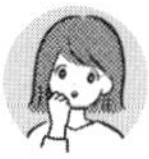

一緒にいる人によって、自律神経が整うか、乱れるかに影響するということですか？

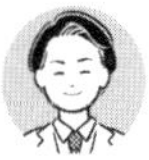

とても大きく影響しますよ。一緒にいて心地が良い人、明るく前向きな気持ちになれる人、感謝すべき人は、自分の自律神経にとってプラスになります。反対に、ネガティブな話が多くて、一緒にいると自分まで後ろ向きの気持ちになる人は、自律神経にとってマイナスです。最初のうちは、判断*を間違えるかもしれませんが、自分の心の声に耳を傾けて、見極めることが大切です。

＊判断の仕方

自分の直感を信じることも大切です。直感は、自分の中の膨大な記憶と行動の積み重ねによってつくられた経験値から導き出されているともいえます。そんな無意識の声に従うことが正解であることも多いのです。

目的をはっきりさせて、参加者が自分にとってプラスかマイナスか考える……。よし！　今回は、同期との食事会に参加しようと思います。楽しんできてくださいね。それから、もし今後、参加しないという結論に至ることがあったとしても、曖昧《あいまい》ないい方や、返事を先延ばしに＊することはやめて、参加しない意志をはっきり伝えましょう。

自律神経に委ねて判断すれば、しっかり断れそうです。

目的や参加者のことを考えても、どうしても参加するか迷う場面も生じてくると思います。そんなときは、**「了解、参加します」と返事をしてしまう**のも手です。「了解です」と受け入れることで、迷いを断ちきって、自律神経のバランスを保つことができます。また、気乗りしなかった食事会も、参加してみると、意外と楽しめることも多いですよ。

POINT

目的をはっきりさせて、迷いを断ちきろう。

＊返事は先延ばしにしない

曖昧ないい方をして結論を先延ばしにしていると、ウジウジと悩んでしまい自律神経のバランスが乱れます。その時間は不毛です。返事を先延ばしして、パフォーマンスを低下させるよりも、すぐに返事をしたほうがいいのです。

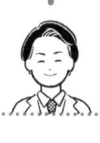

02

「もう少し残業して頑張ろうよ」といわれた。私も残らないと評価に影響するかもしれない。

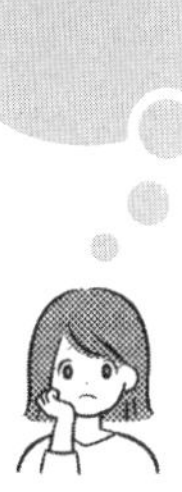

▼効率良く働くためには完全にオンとオフを切り替える

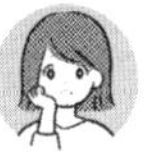

さあ、帰ろう！　と思ったら、「もう帰るの？　この仕事を一緒に片づけよう」といわれて結局、残業する日が増えてしまって困っています。

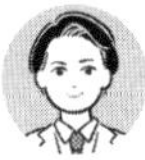

新人のころは、とくに、スケジュールを自分でコントロールすることは難しいですよね。私も、イギリスやアイルランドの大学病院に留学していたとき、留学した初日から、満足に寝る時間がないほどハードスケジュールを強いられていたことを思い出しました。

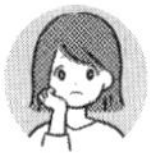

みんな、そうやって仕事をしてきたんですね。

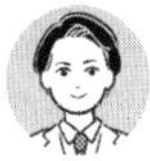

あるとき、同じように激務をこなしている大学教授たちが、余裕を持って、つねに高いレベルで仕事をしていることに気がつきました。

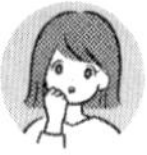

たしかに、周りの先輩たちは、私よりも多くの仕事をしているはずなのに、残業せずに帰っている人もたくさんいます。何かコツがあるんでしょうか？

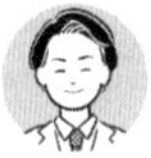

大学教授たちを観察して、理由を探ってみると、**オンとオフの切り替えに長けている**＊ことがわかりました。オフの時間は、一切、仕事の付き合いは断るし、仕事のことも考えないのです。

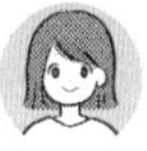

へぇ～。メリハリをつけて仕事をしていたんですね。

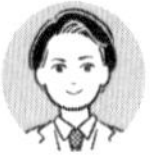

そうです。とはいえ、会社が「がむしゃらに働くことが大事」といった文化や風土を持っていることも少なくありません。これは、かつて「24時間、働けますか？」という栄養ドリンクのＣＭが流れていたほど、すべての時間を仕事に費やすことが、どこか美徳とされていた時代があったからだと考えています。

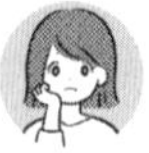

私の会社も、そういった風土が残っている気がします。

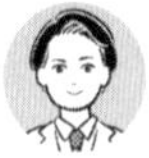

上司の指示を断りきれずに遅くまで残業したり、仕事を家に持ち帰っ

＊オンとオフの切り替え

オンとオフを切り替えてコンディションを整える方法は人それぞれ。自分にあった方法を持つことが大切です。完全なオフをつくってしまうと、かえってペースが乱れてオフ明けに仕事モードにスムーズに入れないことがあります。自分なりのペースをつかんで、ベストな「オンとオフの切り替え方」をみつけてください。

てサービス残業をしてしまったりする人は、いまだにいますよね。

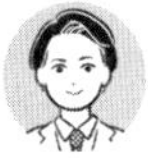

でも、自律神経の観点からみてみると、夕方以降は、副交感神経が優位になる時間帯。つまり、リラックスモードになるため、ダラダラ仕事をしてしまいがちです。仕事をしていても、じつは効率的とはいえません。だから私は、「仕事人間」になることをおすすめしています。

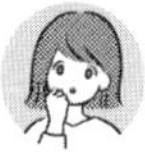

えっ、仕事人間？　なにか矛盾していませんか？

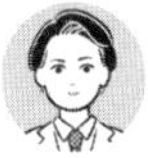

仕事でハイパフォーマンスを発揮できるように、完全にオンとオフの切り替えができる人になるということです。完全に頭をオフに切り替える人は、「休むことも仕事だ」と、しっかり割りきることができる人。**仕事から完全に離れて、心と体を休めること、それを思いっきり楽しむことも「仕事のため」だとつねに意識している**ことなのです。

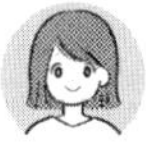

休むことも仕事のため……。仕事のことを意識して休むなんて、たしかに仕事人間ですね。

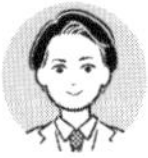

いつもダラダラと、オフの時間にまで仕事や仕事の付き合いを持ち込んでいる人は、疲れ果てて、結局、仕事の量は減らず、質も落ちてし

まいます。これは自律神経が乱れたことによる悪循環です。仕事の内容だけでなく、健康を害することにもつながります。

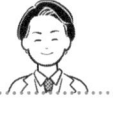

仕事のために休む、これはいいことを聞きました。

とはいえ、頼まれた残業を断るのは、若い人にとっては容易ではありませんよね。そんなときは、一度、心を落ち着かせてから相談してみましょう。

仕事を頼まれたときは焦ってしまうので、心を落ち着かせるなんて難しいんですけど……。何か方法はありませんか？

「外関」というツボを、息を吐きながら、５秒くらい押すといいですよ。このツボは緊張やストレスの緩和に効くので、押すことで副交感神経の働きが上がり、冷静な心を取り戻せます。そのあとなら「今日は無理ですが、明日中なら可能です」と落ち着いて話せるはずです。

POINT

息を吐きながらツボを押して心を落ち着かせてから相談しよう。

＼習慣／外関を押す

手首を反らしたときにできるシワから、指３本分ほどひじ側にあります。緊張やストレスの緩和に効くツボです。反対の手の親指で５秒くらい押すと、副交感神経の働きが上がります。

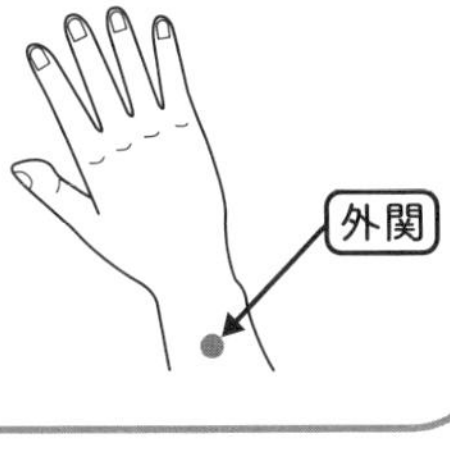

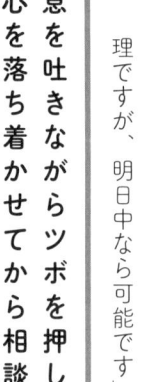

03

同僚に「今夜は別の予定があるから、仕事を代わってくれない？」と頼まれた……。

▼自分のストレスタイプを把握する

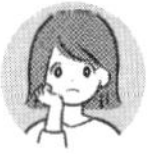

同じ部署の同僚が、なにか予定が入ると「仕事を代わってくれない？」と頼んでくることがあって。困っている様子だし、仕事を代わってあげたい気持ちもあるんですけど、自分の仕事もあるから、毎回引き受けるか、断るか、迷うんですよね。結局、断れずに引き受けることが多いんですけど……。

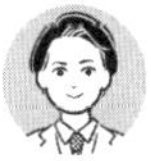

誰からも好かれたい、いい人と思われたい、という欲望は、誰もが抱える欲求ですからね。そのような欲求は、ストレスになって、自律神経を乱す可能性があります。

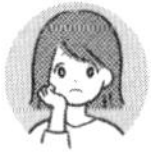

そうですよね……。なかなか断る勇気が出ないけど、やっぱり思いきって断るしかないのかな。

どのような状態でストレスを感じるかは十人十色です。タイプによって違います。
左表のタイプDの人は、自分を主張することがストレスになり、タイプAは、自分を主張しないことが苦痛になります。タイプB、タイプCの人は、どこで自分を主張し、どこで抑えるか、慎重に考えることが大事。自分のタイプに合わせた、ストレスフリーを手に入れましょう。

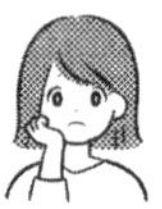

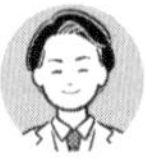

必ずしも断ることが正解とは限りませんよ。注意しなければならないのは、人に好かれようと行動することに対して、ストレスを感じにくい人もいる、ということです。

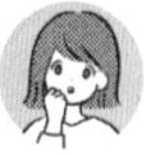

同じ行動をとっても、人によってストレスを感じるか、感じないかが変わってくるということですか？

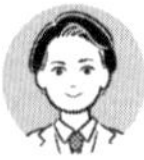

人によって、さらには状況によって、どのようにストレスを感じるかは変わってくるということですね。ストレスフリーとよくいわれますが、大事なことは、自分にとっての*ストレスフリーとは、どのような状態なのか、知っておくことです。

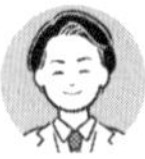

たとえば、「仕事を代わってほしい」と頼まれたとき、断ることでストレスフリーになるタイプもいれば、引き受けることでストレスフリーになるタイプもいるということです。

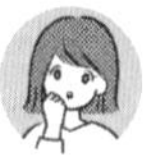

うーん……。自分がどっちのタイプか……、難しいですね。

＊自分にとってのストレスフリー

タイプA：周囲の気にせず自分本位で突っ走れる
タイプB：あまり周囲の目は気にしないが、大事なポイントでは自分を抑え、周りに合わせられる
タイプC：基本的には周りの目を気にするが、大事なポイントでは自分の思うとおりに行動できるタイプ
タイプD：つねに周りを気にして、協調する

すぐに、自分をタイプに当てはめる必要はありません。多くの経験をしていくうちに、自分の特徴や強みなどがみえてきて、自分がストレスフリーになる状態というのがわかってくるはずです。

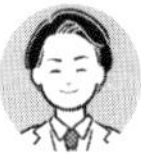

誰かのやり方をまねしたり、世に多くある成功パターンなどに強引に合わせたりするのではなく、**じっくり自分なりのストレスフリーの生き方を探していくことが大切**だと思いますよ。必ずしも自分で決めることもありません。第三者の判断に委ねてみるのもおすすめです。

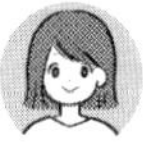

まだ、自分のタイプがわからないので、今度、仕事を頼まれたときは、他に協力してもらえる人はいないか、周りにも相談してみます。

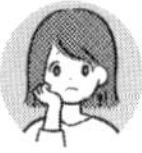

それにしてもストレスって複雑だし面倒くさいですね……。ストレスのない生き方をすることはできないんですか？

ストレスは悪者でも敵でもありません。上手に付き合っていけば、味方にもなってくれる存在なのです。

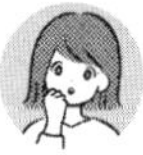

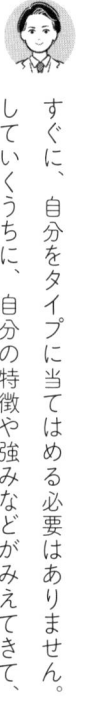

えっ!?　ストレスはないほうがいいと思っていたのに、ストレスが味

方になることなんてあるんですか？

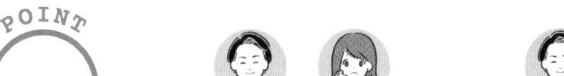

忙しく働いていた人が、仕事を辞めた途端、元気をなくして、引きこもってしまったという話はよく聞きます。これは、ストレスが急激に減ったことで、自律神経のバランスが乱れ、副交感神経だけが急激に高くなってしまったからです。仕事をして成長していくためにも、**パフォーマンスを高めるためにも、ストレスの刺激は必要不可欠**ですよ。

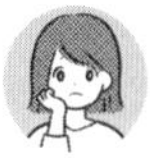

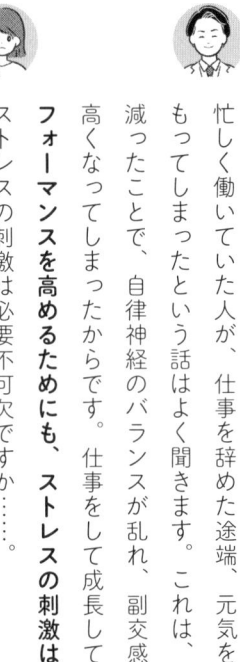

ストレスの刺激は必要不可欠ですか……。

必要不可欠で、逃れられないからこそ、ストレスと上手に付き合うことが大切です。そのためにも、**私はストレスを感じたら、姿勢を正す**ようにしています。頭が上がり、視線を前方に向けることで、背筋や首筋が伸びて呼吸をしたときに肺にたっぷりと空気が入ります。

POINT

ストレスの刺激は必要不可欠。
姿勢を正してストレスと上手に付き合おう。

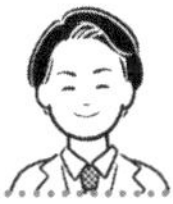

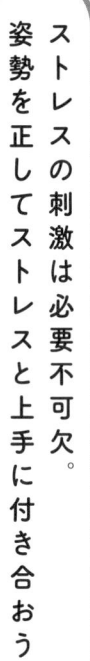

＼習慣／ 姿勢を正す

猫背のままでは気道が狭くなり、スムーズな呼吸ができません。姿勢を整えて深い呼吸ができると幸せホルモン「セロトニン」が増えることがわかっています。また、このセロトニンの95％が腸でつくられています。姿勢が悪いと内臓が圧迫され、胃腸の働きが弱くなります。背筋が伸びることで胃腸の働きが回復してセロトニンも増加。心が平穏になります。

04

「来週の出張、行ってもらえないかな」と頼まれた。仕方ないな。

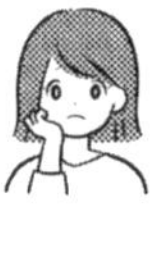

焦っているときほど腸に頼ってみる

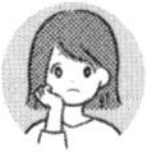

いきなり上司から、来週、出張に同行してくれないかといわれて。手元の仕事も残っているし、取引先との面談もあるし、友だちとごはんを食べる約束もしていて、どうしようか迷っています。「行けそうな人がキミしかいない」といわれたので断りづらくて……。

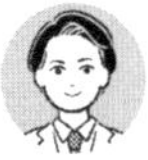

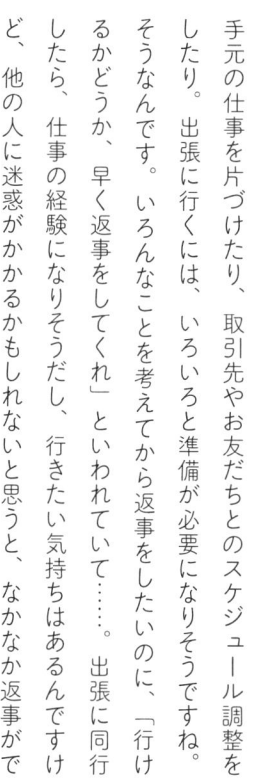

手元の仕事を片づけたり、取引先やお友だちとのスケジュール調整をしたり。出張に行くには、いろいろと準備が必要になりそうですね。

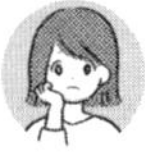

そうなんです。いろんなことを考えてから返事をしたいのに、「行けるかどうか、早く返事をしてくれ」といわれていて……。出張に同行したら、仕事の経験になりそうだし、行きたい気持ちはあるんですけど、他の人に迷惑がかかるかもしれないと思うと、なかなか返事がで

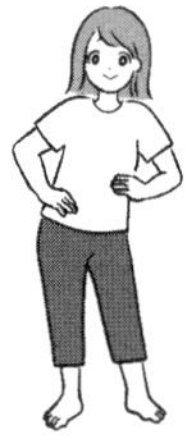

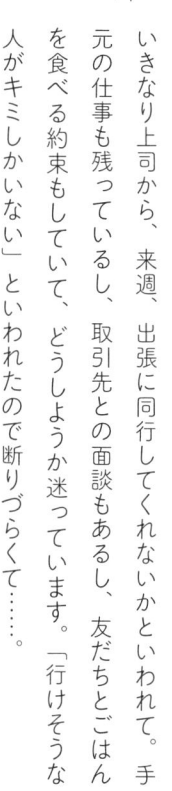

大腸の四隅を意識して、おなかの上から腸をつかむような気持ちで強くつかんで骨盤を回すことで、大腸やインナーマッスルを効率良く刺激します。

きなくて困っています。

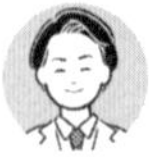

では、まずは、**ゆっくり「腸のばしストレッチ」**をしましょうか。

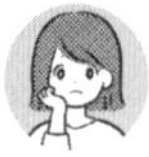

ただでさえ、するべきことがたくさんあるのに、ゆっくりストレッチをする暇なんてないですよ。スケジュールが変更できるか取引先に連絡をして、自分の仕事を進めて。あ、そうだ、友だちにも連絡を――。

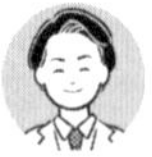

たくさんのことを一気に片づけなければいけない、しかも、どれも急を要するようなときこそ、「腸のばしストレッチ」が効果的です。腸が問題を解決してくれますよ。

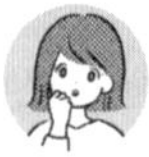

私の腸が、問題を解決してくれるんですか？

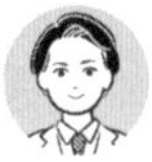

緊張や不安で、おなかの調子が悪くなることがありますよね。逆に、腸の調子が良いと、血流が良くなり、自律神経も安定して緊張感や不安感が和らぎます。一瞬でも、腸の状態に気持ちを向けて、しっかり働いてもらうことを意識する。**ほんの少しの間を置くと、あれもこれもしなければ、と一点に集中していた神経がふっとほぐされて、平常**

\習慣/ 腸のばしストレッチ

①足を肩幅に開き、背筋をのばしてまっすぐ立ちます。
　右手で骨盤のすぐ上を、左手で肋骨の下を、ギュッと強くつかみます。
②そのまま時計回りに骨盤をゆっくり大きく回します（５～８回）。
③反時計回りに、同じ回数、骨盤を大きく回します。
④手の位置を入れ替え、同じように回します。

心を保つことができるのです。

へえ～腸って、すごいんですね。

実際に腸内環境が悪い人は、落ち込みや不安、疲労を感じやすいということが明らかになっています。腸の腸管では、幸せホルモンとよばれるセロトニンがつくられています。このセロトニンには、不安やイライラを抑えて、気持ちを前向きにさせる働きがあります。

急いで返事をしなければいけない、と焦っているときに、立て続けにさまざまなことをこなすとミスを招きます。しかも頭でいくら「落ち着こう、落ち着こう」と思っても、そう簡単には気持ちは穏やかにはなりません。よけい心がざわついてしまうことも多いのです。

わかります。「焦るな、焦るな」と思っていても、気持ちはバタついたままということがよくあります。

生きていると、平常心が乱されることばかりです。予想外のハプニングやアクシデントもたくさんあります。そんなとき、**腸を頼りにする**＊

＊腸を頼りにする

腸は、脳からの指令がなくても動くことができる唯一の臓器。１億個の神経細胞があり、それらは脳とは別に「思考」しています。その情報は腸から脳へ運ばれるため、腸内環境はメンタルにも影響するのです。腸と自律神経は相互に作用していることが最近の研究でわかっています。腸を整えて（頼って）、自律神経を安定させることもできるのです。

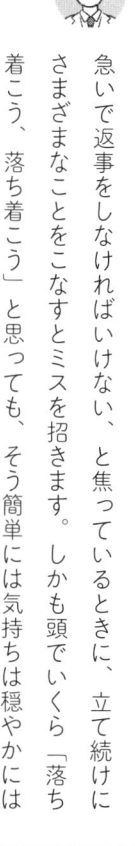

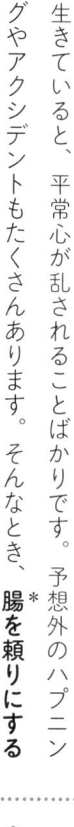

という発想は、案外、効果的に自律神経を整えてくれると思いますよ。

わかりました。腸のばしストレッチをして腸を頼りにしながら、落ち着いて行動します。

突然の出張が決まると、今の仕事の状況だけでなく、プライベートの予定や体調のことなど、考えることはたくさんありますよね。１人で頑張ろうと強がらないことも大切です。私は、トラブルが起きたり、焦ったりしたときに、私は腸が喜ぶ言葉をよく口にしています。

えっ！　腸が喜ぶ言葉なんてあるんですか!?　知りたいです！

「Take It Easy＝気楽に行こう」です。**この言葉は、自律神経を整えるだけでなく、腸の働きも良くしてくれる**、すばらしい言葉です。どんな困難な場面に出くわしても「Take It Easy」で自分の腸を味方につけましょう。

POINT

腸のばしストレッチをして気持ちをリセットしよう。

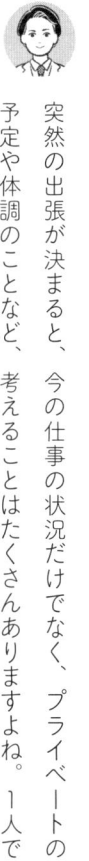

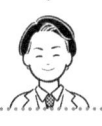

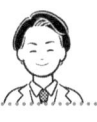

「なんとなく…」
の不安や疲れを解決する

自律神経を整える夕方の過ごし方

食事に誘われたけれど参加しようか迷ったときは

➡ **目的をはっきりさせて
自分にとってプラスか見極める**

「もう少し残って仕事しよう」と提案されたら

➡ **完全にオンとオフを切り替える**

頼まれた仕事を引き受けるかどうか迷ったら

➡ **自分なりのストレスフリーな
生き方に従う**

仕事が増えて辛いな…と感じたら

➡ **姿勢を正して視線を前に向ける**

やるべきことがいっぱい！と混乱したら

➡ **ゆっくりと
腸のばしストレッチをする**

時間が足りなくて焦りを感じたら

➡ **「気楽に行こう」と口にする**

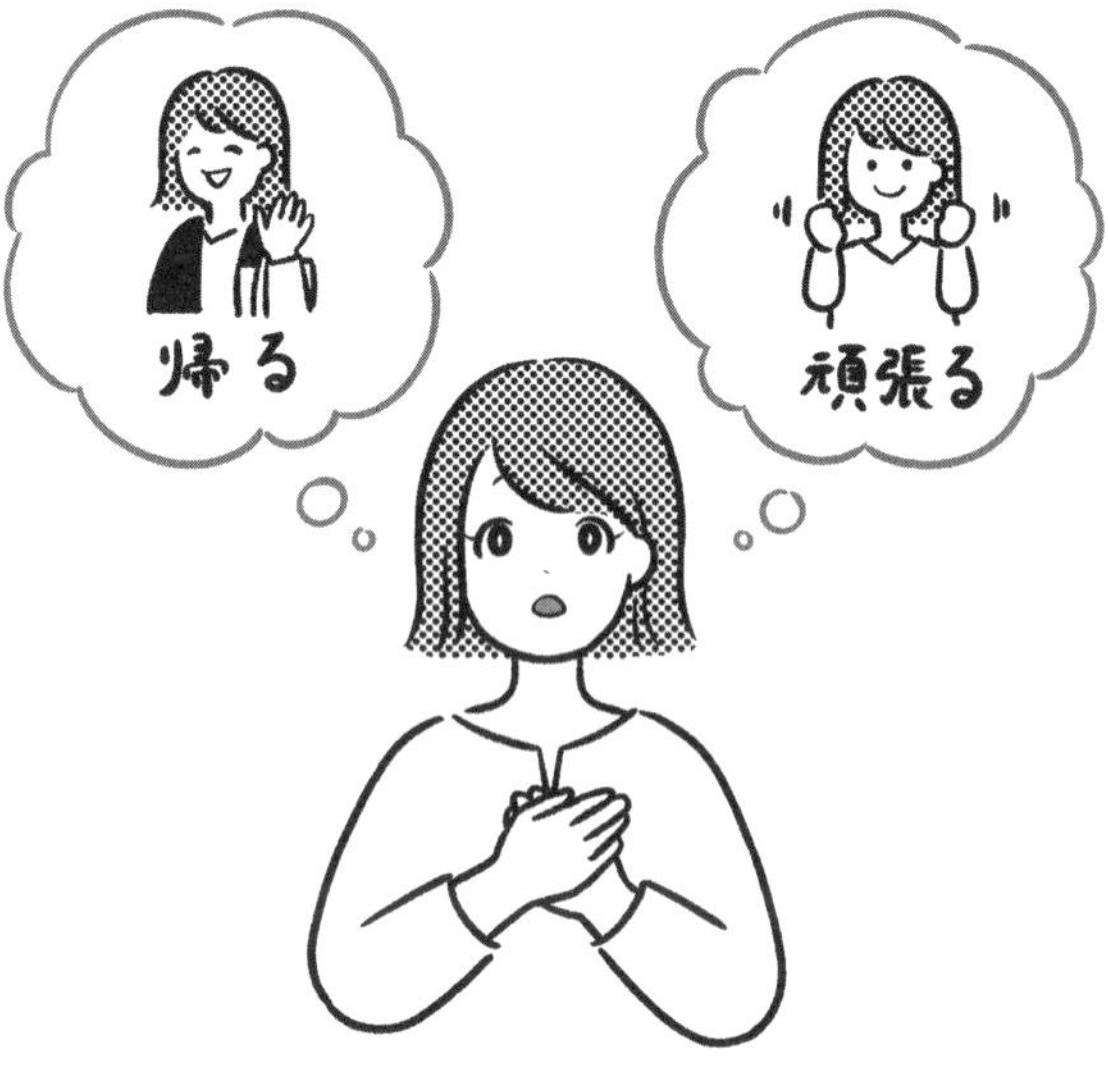
帰る
頑張る

第6章

「心配しすぎない」夜の過ごし方

自律神経が乱れている人の夜

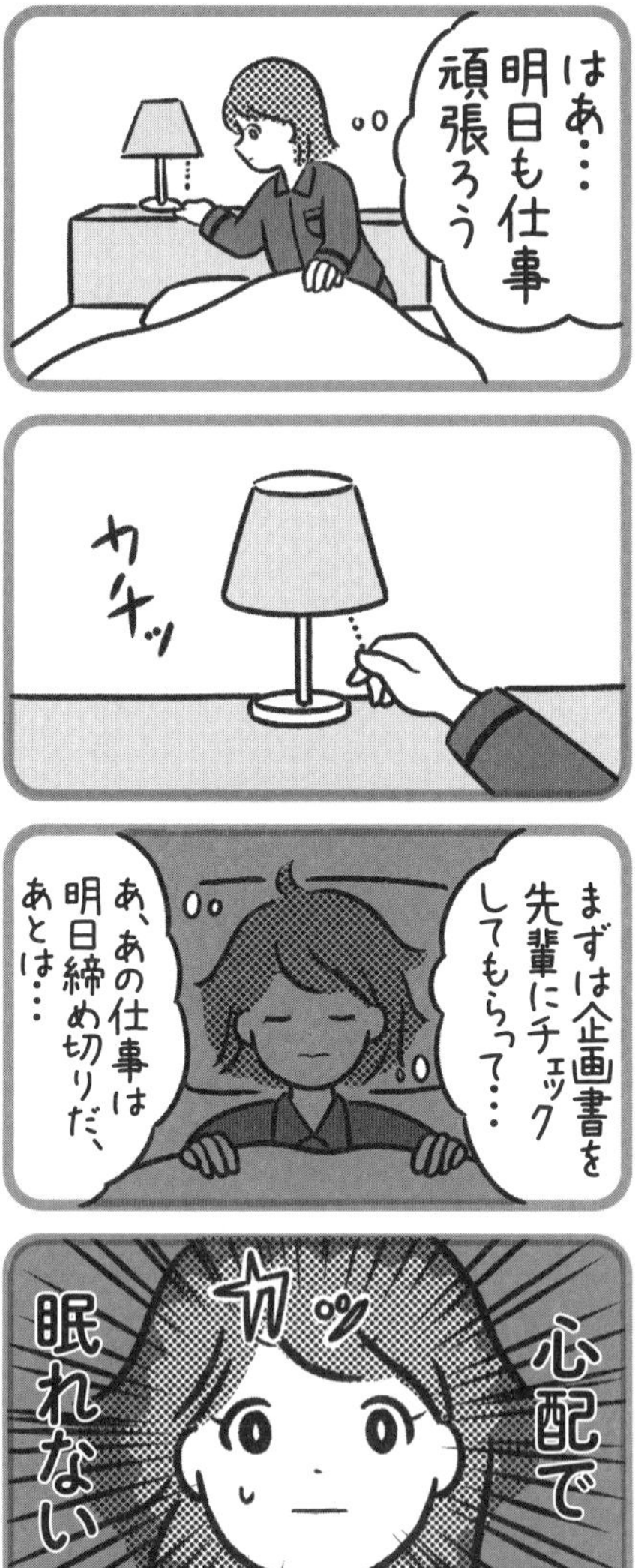
はあ…
明日も仕事
頑張ろう
カチッ
まずは企画書を
先輩にチェック
してもらって…
あ、あの仕事は
明日締め切りだ、
あとは…
カッ
心配で
眠れない

01

○○さんから頼まれた仕事が終わらなかった……。お客様からのひと言もキツかったな……。

▼ 頭を切り替える ちょっとした動作や行動をする

仕事を終えて会社を出ても、なんかスッキリしなくて気分が重いことが多いんですよね。

会社を出たら「今日もよく頑張った」と頭を切り替える、と言葉にするのは簡単ですが、なかなかうまくいきませんよね。

そうなんですよ。頼まれた仕事も終わっていないし、プレゼンもうまくいかなかったし、お客さんからクレームもあったし……。とあれこれ考えてしまって、気が休まらないんです。

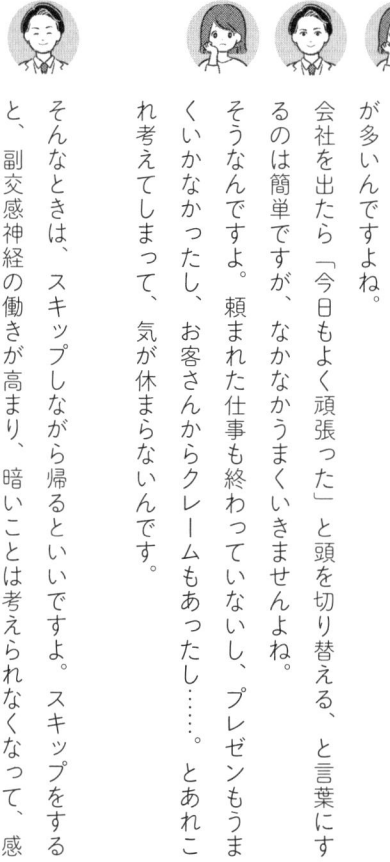

そんなときは、スキップしながら帰るといいですよ。スキップをすると、副交感神経の働きが高まり、暗いことは考えられなくなって、感

情の乱れを抑えることができるので、かなり効果的です。

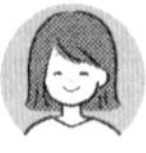

そんな、スキップなんて……。帰り道は、それなりに人通りもあるし、とても恥ずかしくてできる気がしません。

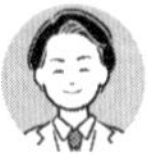

そうですか。効果的なんですけどね。スキップができなくても、**ちょっとした動作や行動で、心だけでも弾ませると、副交感神経の働きを上げることができます。***

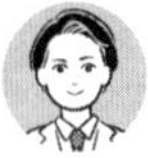

例えば、そのまま家に帰って１人でこもるよりも、**人が集まる賑やかなカフェに行く**のもおすすめですよ。

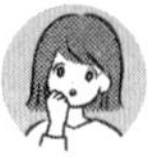

へぇ～。賑やかなカフェですか。疲れているときは、落ち着いた雰囲気の場所に行くほうがいいと思っていました。

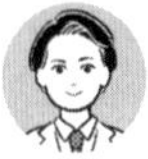

賑やかな場所に行くと、好奇心が刺激されたり、感動したり、滅入った気分をリフレッシュできます。私も落ち込んだり、疲れたりしたときは、カフェなど大勢の人が集まる賑やかな場所で時間を過ごします。

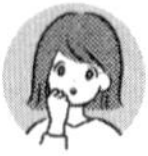

賑やかな場所で、好奇心を刺激すると交感神経が高まりそうなのに、副交感神経の働きが良くなるんですか？

＊ちょっとした動作や行動

気分転換に良かれと思っている行動でも、NGなものは少なくありません。下記の行動は、自律神経の観点からみると基本的によくはありません。

- 友だちと話してうっぷんを晴らす
- ものに八つ当たりする
- 甘いものをたくさん食べる
- とにかくたくさん寝る
- ショッピングに行って爆買いをする
- アルコールで気を晴らす

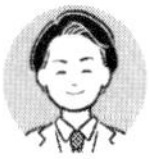

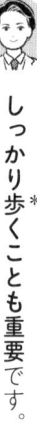

良くなりますよ。**人間観察をするのもいいですね**。カフェで楽しそうにおしゃべりをしている人、物思いにふけっている人を見ながら「あー、いろんな人がいるな」と思うだけでも、視野が広がって、大変なのは自分だけではないと考えられます。

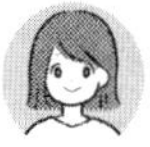

なるほど。賑やかなカフェですね。試してみます。

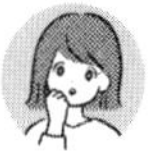

ただ、頻繁にカフェに行くのはお金もかかるし、残業した後だとカフェが開いていないこともあると思うんですけど。ほかに頭を切り替えられる動作は何かありますか？

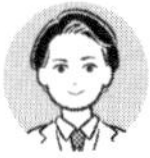

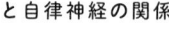

しっかり歩く*ことも重要**です。

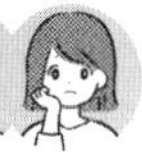

1日働いて疲れているときに歩くと、もっと疲れてしまいそうです。

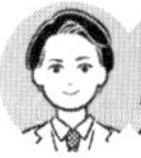

その疲れはおもに頭脳労働による精神的疲労です。長い時間、机に向かっていると、筋肉が硬直してうっ血してしまいます。つまり、血流が悪化して肉体的な疲労として感じてしまうのです。

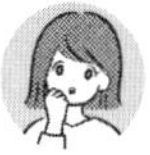

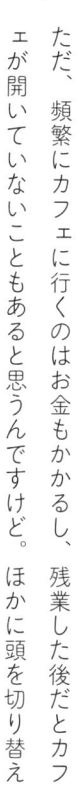

体が疲れているように感じても、肉体はそんなに疲れていない、とい

＊歩くことと自律神経の関係

夕方は副交感神経が優位になって血流が良くなっています。ウォーキングをすると、末梢の血管がひらき、体の隅々まで酸素と栄養を送り届けられます。ウォーキングは、交感神経が高い朝よりも、夕方以降のほうが効果的です。

うことですか？

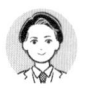

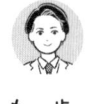

そうです。デスクワークをしている人で、運動不足に陥るのは精神的疲労と肉体的疲労をはき違えている可能性が大きいのです。

デスクワークが多い日に、疲れていると感じたら、肉体的な疲れだとだまされずに、しっかり歩いたほうがいいということですね。

そうですね。気をつけてほしいのが歩く姿勢。**背筋をのばして肩の力を抜くこと**です。時折、ショーウインドーなどで猫背になっていないかチェックしてください。

歩いているときは、街の風景だけでなく光、風、木々、音、匂いなども意識しましょう。五感を意識すると自律神経のバランスも整います。なにより効果的なことはテンポ良く歩くこと。副交感神経はリズミカルな動きがとても大好きだということを覚えておいてください。

POINT

リズミカルに、エレガントに歩こう。

＼習慣／ 背筋をのばして歩く

みぞおちの少し下から足が生えているイメージで歩くことがポイントです。大股で、腕を振って、かかとから着地するのが理想的な歩き方。腕が前に振れていない人が多くいますが、後ろに振り上げることを意識すれば、自然に大きく腕が振られます。

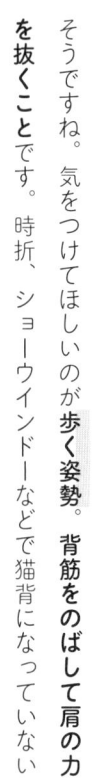

02 帰ったら料理をしないと、洗濯物を取り込まないと、家計簿をつけないと……。

▼家に帰ったら、まずは「1日の仕事をリセット」する

「今日も疲れた」と家に帰っても、料理をしないと、洗濯物を取り込まないと、家計簿をつけないと……とあれこれ考えて落ち着きません。

働きながら毎日家事をして、家計簿をつけて、偉いですね。家に帰ってきたときに**大切なことは「1日の仕事をリセットする」**ことです。

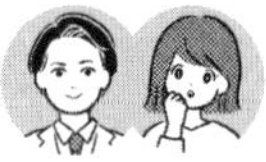

家で「1日の仕事をリセット」するんですか？

そうです。私は帰宅したら、冷蔵庫をあけてミネラルウォーターをコップ一杯飲む。玄関に戻り靴の汚れを拭き取ってシューズボックスに入れる。スーツを着替えて丁寧にクローゼットにしまう。ゴミを捨てて、郵便物をチェックしたあと、翌日の仕事の準備をする。これら一

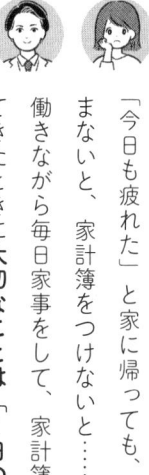

連の行動をして、ようやく「1日の仕事をリセット」しています。

そんなにたくさんのことを、疲れているのに、家に帰ってすぐにしているんですか……。

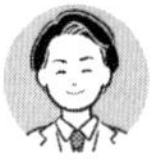

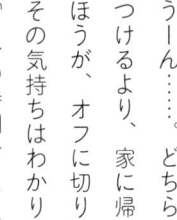

時間にして30分程度ですが、このリセットをすることで、とても大きな充実感を手にすることができるのです。家事や家計簿をつけることが、オンとオフを切り替えるスイッチになっているのであれば、良い習慣だと思いますよ。

うーん……。どちらかというと、体も疲れているし、家事や家計簿をつけるより、家に帰って「あー疲れた～」とソファに座り込むときのほうが、オフに切り替わっている気がします。

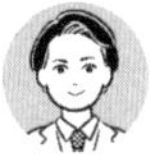

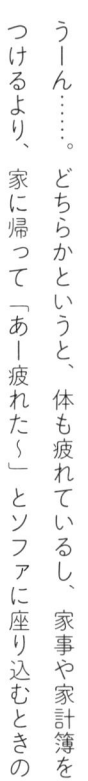

その気持ちはわかりますが、それでは心身ともに「仕事モード」から「自分の時間モード」に切り替えるのは難しいですよ。ソファで横になったとしても、「あー疲れた～」という疲労感*はとうてい軽減されません。

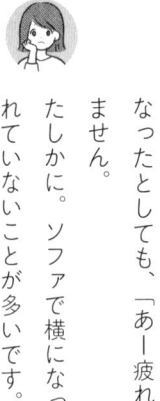

たしかに。ソファで横になっても結局、体のだるさや疲労感は回復されていないことが多いです。

＊疲労を感じたときの対処法

仕事から疲れて帰宅したとき「とりあえず一休み」の習慣は、交感神経の働きが下がり、リラックスモードの副交感神経が活発に。そこから家事や明日の仕事の準備などをしようと思っても、再び交感神経を働かせるには気力が必要。結局、何もしないままに。一休みするよりも、逆に、動いたほうが、結果的に疲れを感じにくくなるのです。

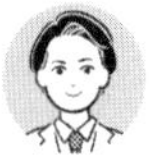

私は、ソファは休息の強敵だと思っています。とくにパソコンの前にいる時間が長いビジネスパーソンにとって、血流を悪くするソファは、油断できない相手です。疲れを取るには、帰ってすぐにソファに座るより、「自分の時間モード」に切り替えてから、ベッドでしっかり睡眠をとったほうが圧倒的に良いことは間違いありません。

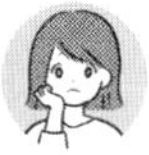

そうですか……。でも忙しく働いて家に帰ってきたので、正直なところ、ダラダラ過ごす時間もほしいのですが……。

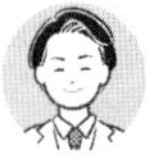

ダラダラ過ごすことも、ときにはあってもいいのですが、翌朝もスッキリした頭で働くためには避けたほうがいい習慣です。体のコンディションを整えるためには、夜の時間は副交感神経を高める生活習慣を身につけることが大切。家計簿をつけるのは、自分をみつめ直す時間＊にもなるから、とてもいい習慣だと思いますよ。

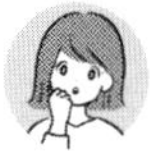

習慣を決めて、毎日やらないと！　と考えると、ちょっとハードルが高いんですが……。たとえば、家計簿をつけるとき「疲れている日は

＊自分をみつめ直す時間をつくる

その日を振り返ることは、自律神経の安定につながります。しかし家計簿の作業が苦痛だと感じたときは、後日、気分が落ち着いたときにやりましょう。自分をみつめ直すことに効果的なのは「思い出」。思い出の写真、旅のお土産、香り、音楽などに触れると、一瞬でその頃の気持ちに戻れます。嬉しく懐かしくなるものがあると、メンタルを保つためには有効です。

レシートの整理だけ、家計簿に転記するのは後日に回す」みたいに、疲れている程度によってやることが変わってもいいんでしょうか？

疲れているかどうか、というよりも**時間を決めて、その時間内に「やれることだけをやればいいや」という発想**のほうがいいと思いますよ。

時間を決めたほうがいいんですか？

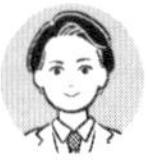

自律神経を整えるために、**時間を区切って**リズムある生活を過ごすことは大切です。私も以前は、家に帰ってすぐテレビをつけて、時間を決めずにダラダラと観ていました。でも、自律神経を乱すと気づいてからは、テレビの前にいる時間をあらかじめ決めてから観るようにしています。「自分の時間モード」を有意義に過ごすために、**自分の趣味なども、時間を決めて楽しむ**ようにしましょう。終わりの時間がはっきりすると、その分、集中できて、より充実した時間が過ごせます。

POINT

「自分の時間モード」を過ごすときは取り組む前に時間を決めておこう。

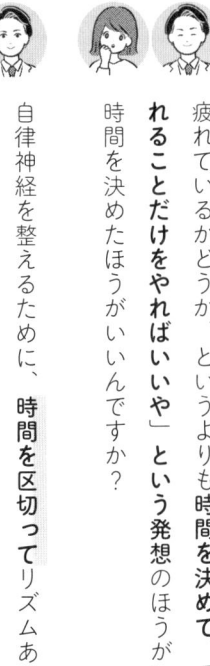

＼習慣／時間を区切って楽しむ

綿密に時間を決めたり、ましてストップウォッチで測ったりする必要はありません。よけい、心が乱れてしまいます。だいたいでいいのです。余裕があるときは本やテレビを２～３時間、楽しんでもいいのです。ただし、だいたいの終わりの時間を決めておくことが重要です。

03 体調不良で休んでしまって迷惑をかけた。休んだから仕事もたまっているし、どうしよう。

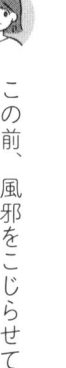

▼「挿入モード」ではなく「上書きモード」で過ごす

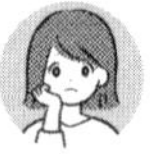

この前、風邪をこじらせて会社を休んじゃって。すぐに熱も下がったので、次の日には出社できたんですけど、休んでしまったから、スケジュールが狂って、仕事もたまって困っています……。

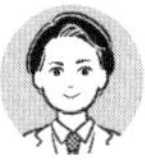

想定外のことが起こるとあたふたしてしまいますよね。風邪をひいて会社を休むことは、今回は予想の範囲外だったかもしれませんが、誰だって風邪はひきます。自分の中で想定内のことを増やしていく*ことは、自律神経を乱さないテクニックですから、「風邪をひいてしまうかも」という心の準備を徐々に身につけていきましょうね。

急に体調を崩して休むこともあるんだな、と体感しました。これからは風邪をひくことも、想定内のことになりそうです。

＊想定内のことを増やしておく

つねに平常心が求められる超一流のアスリートは、日頃からさまざまな場面を想定しておくことで、どんな状態になってもうろたえないようにしています。想定外のことは誰にでも起こりますが、いろいろな場面をイメージトレーニングしておく習慣があると、慌てないで対処できます。

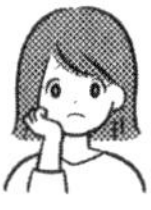

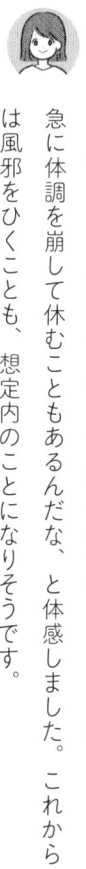

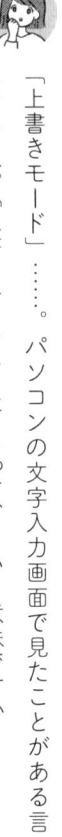

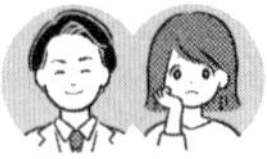
はあ〜。それにしても、たまった仕事を早く終わらせないと。

今から慌てても仕方ありませんよ。まずは、しっかり体調を万全にしておくことが先決です。仕事のことやスケジュール調整は会社に行ってからしても遅くないと思いますよ。

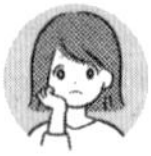
そうですけど、なんだか気になっちゃうな〜。

落ち着かない気持ちのまま夜を過ごすのはよくありませんね。それを防ぐためにも、**日が暮れたら「挿入モード」ではなく「上書きモード」で過ごす**ようにしましょう。

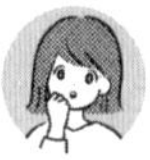
「上書きモード」……。パソコンの文字入力画面で見たことがある言葉ですね。「上書きモード」にするってどういう意味ですか？

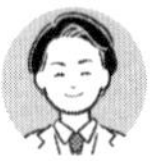
まさに、パソコンと同じです。パソコンで文字を入力するときは、通常は挿入モードですが、文字を上書きしていくモードもありますよね。そんなイメージで過ごすということです。

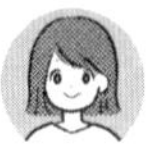
基本的には、「挿入モード」だけど、「上書きモード」に変換するということですね。でも、どうして上書きモードなんですか？

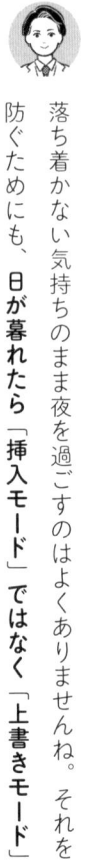

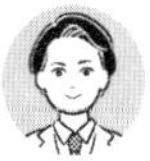

夜は、いろんな心配事やストレスが感情となって次から次へと湧き出てきます。その日あったことを後悔したり反省したりするだけでなく、想定外のことがあれば不安になったり、慌てたりします。そうなると心がざわついて交感神経の働きが高まってしまいます。

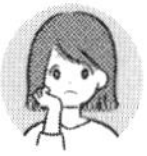

たしかに、夜のほうが心配したり、反省したり、後悔したりすることが多い気がします……。

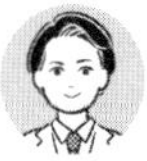

挿入モードで過ごすと、そんなネガティブな感情がいつまでも残るだけでなく、よけいなことまで考えてしまい、自律神経のバランスを大きく乱してしまうのです。

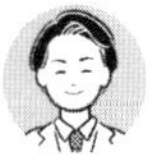

上書きモードで過ごすと、心配事や後悔など、ネガティブな感情が湧き上がってきたときに、「大丈夫だ」「明日こそ、うまくいく」「コツコツやっていこう」というポジティブな気持ちに書き換えることができます。**自分でコントロールできるのは「過去」でも「未来」でもなく、「今」の体調を万全にする**ことだけです。上書きモードで過ごして、今だけに気を配るようにしましょう。

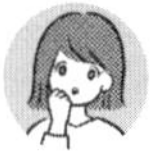
ネガティブな気持ちになったときは、どうしてもポジティブな言葉が思い浮かばないことが多いんですけど。上書きモードになることができる方法はありますか？

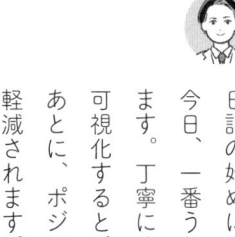

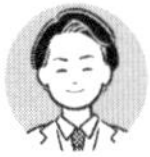
1日の終わりに、3行程度の短い日記をつけて、今一番心配していることやストレスになっていることを書き出すと、心のデトックスになるので効果的ですよ。

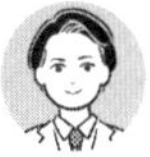
日記の始めに今日、一番嫌だったことを短く1行程度で書き、次に、今日、一番うれしかったことを書きます。最後に、明日の目標を書きます。丁寧にゆっくり日記をつけるのがポイントです。文字に書いて可視化すると、ストレスや心配事を客観的に捉えることができ、そのあとに、ポジティブなことを書き加えることで、ストレスや悩み事が軽減されます。

POINT

3行日記を書いて
ストレスや悩みを軽くしよう。

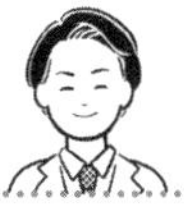

\習慣/ 3行程度の短い日記をつける

最初に嫌なこと、つらかったことを書くのは、自分が何にストレスを感じているかを把握するため。次に、良いことを書くのは「上書き」をして気持ちを切り替えるため。最後に明日の目標を書くことで、未来に目を向け、スッキリした状態で1日を終えられます。日記をつけるポイントは、スマホなどではなく手書きにすること。また、自分の気持ちを偽らないことです。

04 会社の人からメールがきた。すぐに返信しないといけないかな。

▼「ブラック刺激」には要注意！
「ホワイト刺激」を増やす工夫を

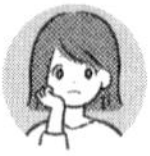

お風呂にでも入ろうと思ったときに、上司から「明日のプレゼン、よろしくね」といった連絡がくることがあって。とくに急ぎの用事でもないんですけど、お世話になっている上司だし、すぐに返信したほうがいいかな？　と迷うことがよくあります。

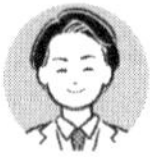

私だったら申し訳ないけど、そのメールは「ブラック刺激」と判断して返信はしません。働いていれば、どんな連絡が緊急かどうかはすぐに判断できますよね。そのメールは緊急性の高いものではないうえに、家でくつろいでいる時間に届いています。「ブラック刺激」と認定してもいいでしょう。

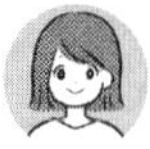

なんですか、その「ブラック刺激」って？

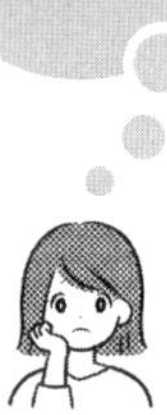

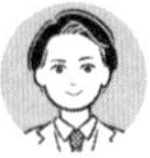

私が名づけたのですが、**交感神経の働きを高めてしまうような不快な刺激を「ブラック刺激」。副交感神経の働きをより優位にしてくれる刺激を「ホワイト刺激」**として、自分にとって有意義な刺激*かどうかを見極めるようにしています。

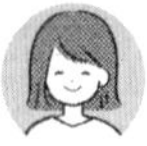

なるほど。白黒をハッキリつける、ということですね。「ブラック刺激」と「ホワイト刺激」。わかりやすい名前です。

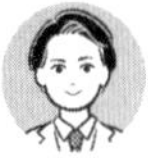

とくに副交感神経の働きが高まりつつある夜は、なるべく「ブラック刺激」は避けたいものです。差し迫った連絡や至急で何か対処するようなメールでなかったら、チラリとみて終わりでいいと思いますよ。

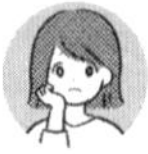

「どうして昨日、返信しなかったの？」と次の日にいわれるんじゃないかな、と考えてしまうんですけど……。

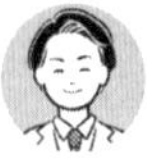

メールに返信しないくらいで何かいってくる上司は、ちょっと考えものですよ。無視するわけではなくて、次の日、直接返事をすれば大丈夫だと思いますよ。

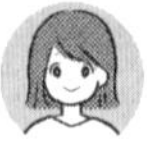

そうですよね。次の日に、直接返事をすることにします。

＊有意義な刺激

仕事モードから、自分の時間モードに切り替えた後は「自分のために」を最優先にしましょう。夜は、自分中心な過ごし方をしても誰にも文句はいわれません。誰かに嫌われることを恐れないようにしましょう。

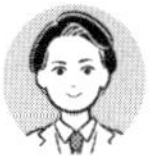

対人関係はストレスの大部分を占めますが、メールだと24時間どこにいても人とつながることができます。「**ブラック刺激」から身を守るために、とくに夜は人と適切な距離感をとることを意識**してください。

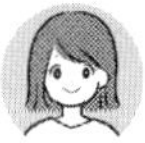

わかりました。ところで、「ホワイト刺激」には、どんなものがありますか？

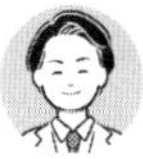

私の場合は、タブレットやスマホに、ネット上でみつけた、真っ白な秋田犬の子犬の画像を入れています。まるまるとした可愛らしい無垢な表情を見ていると、一瞬で心が和みます。

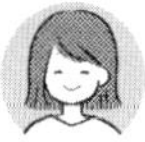

秋田犬の子犬の画像ですか。たしかに癒されそうですね。

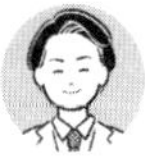

見るだけで自然に顔がほころんでしまうような画像はおすすめです。交感神経の過剰な興奮が抑まり、副交感神経の働きがアップします。心が落ち着く風景を見ることも、ストレスを軽くする効果があります。他にも、私はテレビドラマが好きで、お気に入りのドラマがあると、予定を入れずに真っ直ぐに家に帰ります。最終回が近づくと暗くなることもありますが。

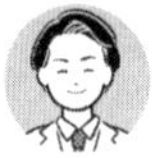

ちょっとした楽しみ、小さな幸せでもいいので、自分なりのリラックス法を複数持っていたほうがいいでしょう。視覚、臭覚、聴覚、触覚、味覚など五感の癒しを活用することで、副交感神経の働きをより高めます。

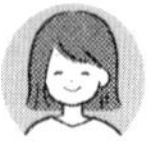

顔がほころぶ画像を見たり、ドラマを見たり、気軽なものでいいんですね。**音楽**を聴いたり、読書をしたりするのも良さそう。

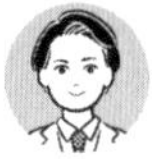

もちろんです。脳が心地良いと思えることが重要です。そのときにアロマを焚いて香りをプラスしてみてください。ラベンダーの香りは、リラクゼーション効果や睡眠効果が高いアルファ波が増加するし、日本的な香りでも、杉や檜《ひのき》には交感神経の過剰な働きを鎮めるという効果があります。自分が癒される香りを嗅ぐことで「ブラック刺激」を遠ざけて、夜の熟睡力を高めることができます。

POINT

好きな音楽を聴いたり
読書をしたりしてリラックスしよう。

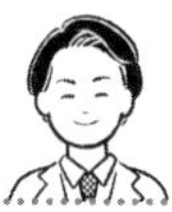

＼習慣／ 音楽を聴く

好きな音楽は、気持ちを鎮めます。最近の研究では、「ド」の音を528Hzの周波数に設定した音階でつくられた音楽が、自律神経を整えることがわかっています。この「528Hz音楽」は音楽配信などでもあるので一度聴いてみてはどうでしょう。

05 SNSの投稿を見ていると友だちは毎日充実しているな。私は何もできていない。

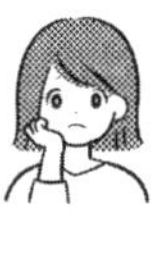

▼ 寝る直前にSNSは見ない
投稿を見るときは撮影している人を想像する

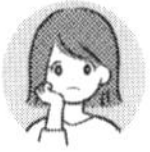

友だちのインスタグラムを見ていると、会社帰りにヨガをやったり、グランピングに行ったりして、なんだか毎日が楽しそうなんです。それに比べて私は……。

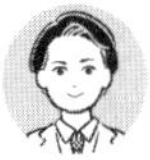

SNSには、何気ない日常だけでなく、リア充をアピールする投稿も少なくありません。投稿している人は自己顕示欲や承認欲求を満たせるかもしれませんが、それを見た人は、自分と比較して、妙に焦ったり、引け目を感じたり、あるいは妬んでしまったり落ち込んだり……。そんな負の連鎖が続くと、自律神経が乱れてしまいます。

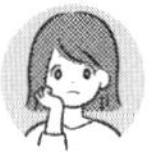

そうなんですよね。自己顕示欲や承認欲求を満たしたくて投稿してい

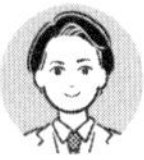

るんだとわかっていても、やっぱり自分と比べてしまいます。人と比べてもなんの意味もないとわかっていても、比較してしまうのが人ですよね。そういう生き物なのですから仕方がありません。もしSNSを見て**「それに比べて私は……」と頭をよぎったら、ぜひ「私は今、人と比較しようとしている」と思う**ようにしてみましょう。

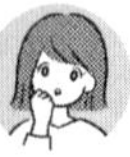

え〜、あえて比較することを考えるんですか？

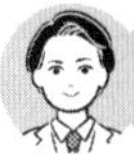

自覚することで、客観的に物事をみられるようになり、人と比べることによって生じる劣等感が大きくなるのを防ぎます。投稿された画像や動画を撮影している人をイメージしてみるのもいいですよ。＊

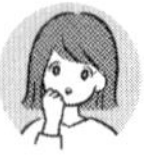

投稿されている画像の場所ではなくて、撮影している人をイメージするんですか？

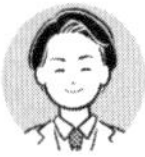

そうです。じつは、私もインスタグラムをやっています。街中の花々、風景や空模様、水面や木々のゆらぎなどの写真に、ひと言「自律神経を整える」と添えて投稿しています。「キレイだ」「心が洗われました」といわれますが、撮影している本人は、慌ててスマホを取りあたふた

＊人と比べるときの対処法

他人と比較してしまうときは、自分に自信がないときです。あえてマイナスな感情に陥っている自分を受け入れ、それを愛情や思いやり、ユーモアのイメージに変換させることで、プラスの感情を育てていきます。

したり、地べたに這《は》いつくばったりすることも少なくありません。

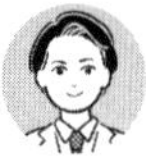

撮影している人をイメージすると、「意外に、この人は慌ただしく生活しているんじゃないか?」「この写真を撮るには、結構無理な態勢を取っているんじゃないか?」といったことを考えるので、ちょっと気持ちが軽くなりますよ。

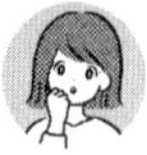

自撮りでも、手をのばして無理して撮影しり、キレイだなと思える画像でも、そう見せようと頑張っていたりする姿を想像すると……。

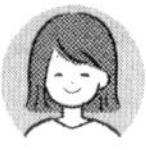

たしかに、その人のことが可愛らしくみえてきます。そんな過ごし方があるんだな、私も何か楽しみをみつけようと思えてきます。

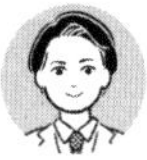

SNSは便利なツールですが、自律神経を大きく乱してしまう存在になるかもしれない、ということをつねに考えておきましょう。とくにリラックスモードに入っている夜は要注意*。**寝る直前にはSNSを見ないようにしてください。**

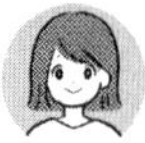

「寝る前には見ない」と決めてしまったほうがいいんですね。

＊夜は要注意

SNSの内容で気分が乱されるだけでなく、スマホやパソコンが発するブルーライトの強い刺激により、睡眠ホルモン「メラトニン」が減少することが明らかになっています。急用があれば電話がくるはずと考えて、就寝の3時間ほど前からスマホやパソコンは見ないのがベスト。まして、ベッドで横になりながらSNSを閲覧するのはNGです。

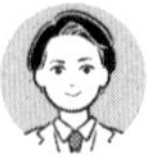

さらにいえば「それに比べて私は……」と思うようなことがあったら、それは精神的な疲れから、自律神経が乱れているサインです。翌朝に30分早く起きることを心がけてください。

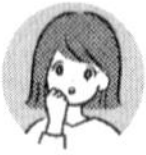

なぜ30分早く起きなくちゃいけないんですか？　疲れているのに、寝る時間が短くなるだけですよ。

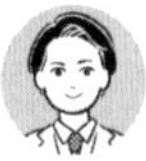

いつもより30分早く起きるために睡眠時間を削っては意味がありませんよ。人と比べようとする自分がいたら、すぐに寝てしまうことがベスト。30分早く起きると決めれば、早めにベッドで横になろうと意識するものです。そして十分な睡眠をとって自然に目が覚めた朝は、自律神経のバランスが良い状態になります。ゆっくり朝食をとる時間に費やしてもいいし、早めに出勤して仕事を始めてもいいのです。その余裕はきっと安定したパフォーマンスを出して過ごす1日を約束してくれます。

POINT

疲れを感じているときは30分早く起きてみよう。

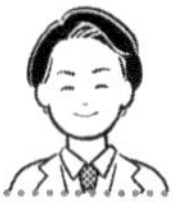

06 このままで大丈夫かな。将来が心配だな。

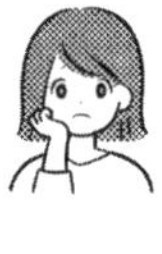

▼ ありのままの「自分を好きになる」ことですべてが好転する

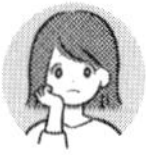

人付き合いも苦手だし、仕事をすぐに覚えられるタイプでもないし。将来の自分を想像すると心配になります。

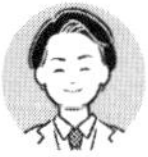

どんな人でも、人生すべて思いどおりになるわけではありませんからね。考えすぎても仕方がないですが、悩めるのも今のうち。将来のことを考えて、今から備えることは、とても大事なことだと思いますよ。

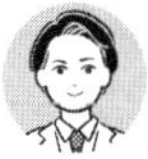

自律神経の機能は、10代をピークに低下していきます。20代だと、自律神経が多少乱れても、すぐに副交感神経がリカバリーしてくれますが、その副交感神経も、女性の場合、40代くらいから急激に働きが衰えていきます。

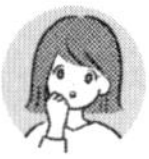
えっ!? そうなんですか？ 40代なんて、仕事でも部下ができたり、責任のある仕事が多くなったりする年齢じゃないですか……。想像すると、さらに不安になってきました。

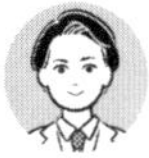
現代は、交感神経の働きが高ぶってしまうストレス社会です。**20代のうちから、副交感神経の働きを高めて、自分を守る習慣をいくつも身につけておいたほうがいい**ですよ。

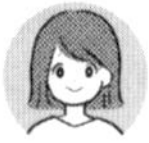
将来に備えて、自分を守る習慣を身につけることができたら、不安が軽くなりそうです。重要なのは、やっぱりストレスと上手に付き合うことですか？

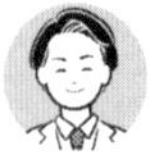
もちろん、それも大切です。でも、**一番大事なことは「自分を好きになる」こと**です。

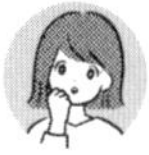
それって「自分を好きになる」ために、自分を変えていくということですか？

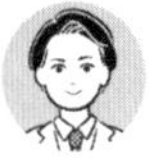
自分を変える必要はありません。「人付き合いが下手」で「仕事をすぐに覚えられない」といった、ありのままの自分を受け入れて＊、まず好きになるということです。

＊ありのままの自分を受け入れる

人は誰でも「自然に誰とでも接することができる」「背が低い」「人前で話すのが苦手」「食べることに目がない」……といった自己認識（セルフイメージ）を持っています。それを無理して変えたり、新しいことを覚えたりするのではなく、今持っている自己認識をアップデートしていくことが大切です。

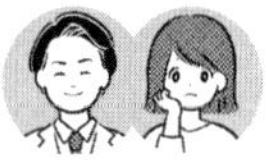

え〜、そんな自分のことを好きになってしまっていいんですか？

「そんな私でもいいんだ」と、そのままの自分を心から肯定してあげて、自分をポジティブに捉えると、自ずと幸せ感が増して、今、ここに生きていることへの感謝の気持ちが湧いてきます。そうすると、「今、生きている」のではなく、「今、生かされている」という発想に立つことができます。

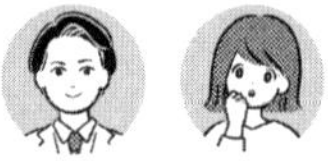

「今、生きている」と思うことと「今、生かされている」と思うことは、何が違うんですか？

今の自分がいるのは、両親、恩師、友人、先輩と出会い、豊かな自然や食事などプラスの要素があって、戦争や天災、病気などのマイナス要素に出遭わず、乗りきってきたおかげ、という発想が生まれます。たくさんの人や環境のおかげで、生かされていると考えることができるようになるんですね。

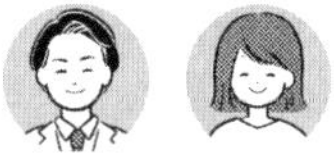

幸せや感謝の思いに心を向けているときは、自然に呼吸が深く安定していき、「心の余裕」も生まれます。他人に優しく接することができ、他者を思いやる気持ちも生まれて、自律神経も整っていくのです。

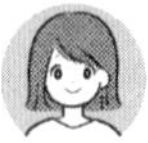

自分を好きになることができれば、プラスの循環が生まれるんですね。心がけてみます。

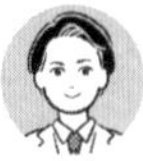

夜は感情が高ぶりがちなので、この先のことを考えて、急に不安に陥ることがあります。そんな「邪《よこしま》な考え」は、身近にあるパワースポットで払ってしまいましょう。

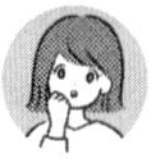

身近にパワースポットなんてあるんですか？

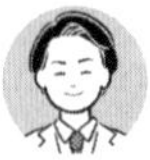

それは、お風呂です。**お風呂は、頭の中にたまった悩みや不安などを排出して、気持ちをリセット**してくれます。とくに副交感神経は38～40度のお湯が大好き。忙しくてシャワーで済ませてしまう人もいるようですが、少しぬるめのお湯にゆったりつかれば「邪な考え」も洗い流せて、スッキリした気分でベッドに向かうことができますよ。

POINT

ぬるめのお湯にゆっくりつかろう。

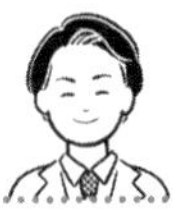

＼習慣／ 睡眠の質が高くなる入浴法

- お湯の温度は38～40度　• 入浴時間は15分　• 就寝の３時間前に入る
- 首までつかって５分、その後、10分ほど半身浴をする

入浴で体の深部体温を39～39.5度に温め、それがゆるやかに下がっていくときに、スムーズに眠りに入れます。
一番大切なことは、心地良さを感じること。ただし、42度以上のアツアツのお風呂は交感神経の働きを高めるので要注意です。

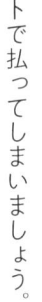

「なんとなく…」
の不安や疲れを解決する

自律神経を整える夜の過ごし方

仕事を終えたのにスッキリしないな…と思ったら

➡ **スキップして賑やかな場所に行く**

嫌な出来事を思い出してモヤモヤしたら

➡ **リズミカルに背筋をのばして歩く**

家に帰ったのに疲れがまったく取れないときは

➡ **30分のリセットタイムをつくる**

失敗を振り返って反省したり後悔したりしたら

➡ **「上書きモード」で過ごす**

明日の仕事が心配で落ち着かないときは

➡ **3行程度の短い日記を書く**

メールやLINEで人間関係に疲れたら

➡ **癒される画像や風景を見る**

SNSの投稿を見て「自分なんて…」と感じたら

➡ **写真を撮っている人を想像する**

将来のことが不安になったら

➡ **ありのままの自分を好きになる**

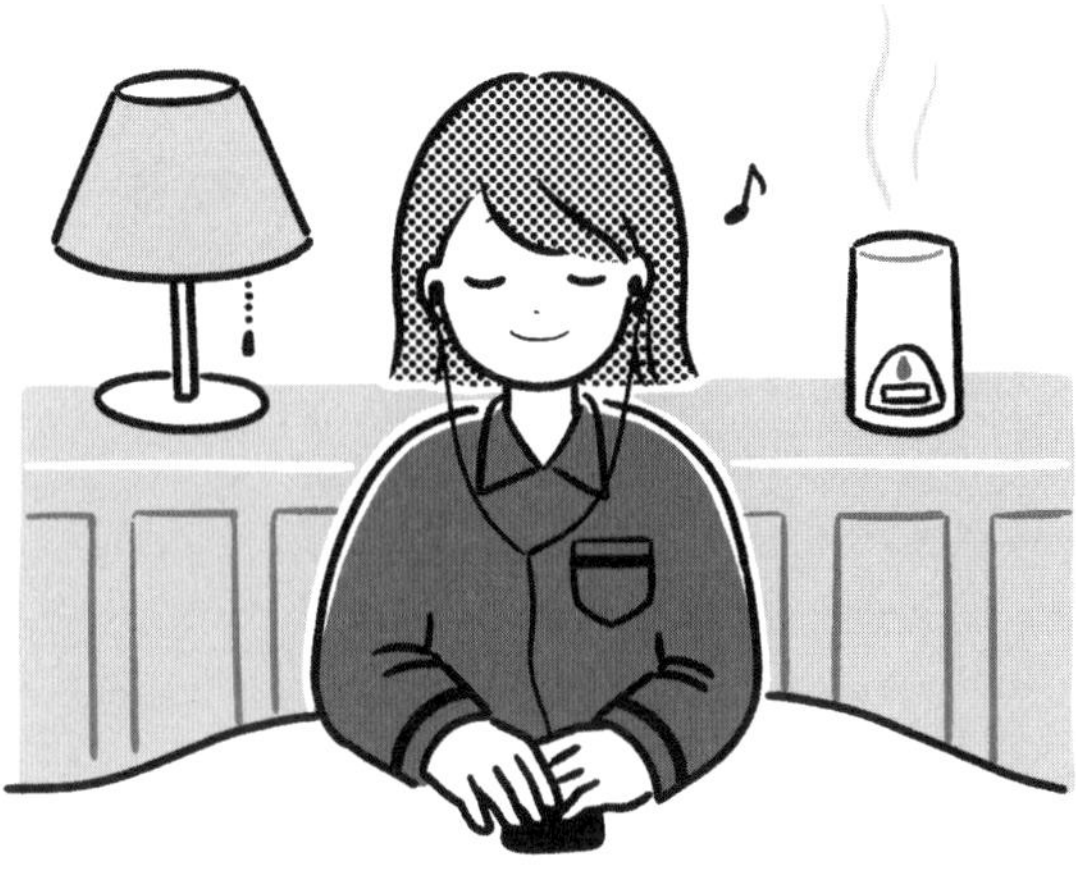

おわりに

私たちの暮らしを豊かにするITにより、どんなときでも、どこにいても、私たちは大量の情報の波にさらされながら、「つながり」を求められています。

ストレス社会といわれて久しいですが、テクノロジーは劇的に進化し、時代が目まぐるしい速さで変化し続けている今ほど、ストレスのボリュームが膨らんでいる時代はありません。そして、新型コロナウイルスという「モンスター」が私たちの心を「不安」で満たしています。

今、将来に対する不安がまん延しています。

仕事は今後どうなるの？　生活していくお金は足りるの？

不安は、自律神経のバランスを乱れさせ、平常心を失わせます。そして、確実に心と体をむしばんでいき、病気へとつながります。

自律神経の安定を取り戻し、そして、仕事のパフォーマンスを上げるために有効な方法は、本書で繰り返しお伝えしてきた、自分の心と体が発する「小さな声」につねに耳を傾けることです。

とにかく、一度立ち止まり、胸に手を当てて考える。

ゆっくり呼吸をしながら、自問自答をする。

姿勢を正して、自分を俯瞰してみる。

ときには「まあ、いいか」と、空を見上げる。

そして、心身から漏れてくる声を受け取る――。

それだけでも、交感神経の昂ぶりが治まり、客観的に物事をみることができる副交感神経の働きが上がってきます。その結果、心臓の拍動が落ち着きます。血流が良くなり、脳の活動が高まり的確な判断ができるようになります。

これから先も、自律神経を不安定にさせたり平常心を乱したりするような場面はつねにあります。そんなことの連続だといってもいいでしょう。さまざまな状況の変化にも落ち着いて対処するために、ぜひ、本書を参考にしてもらえたらと思います。

最後までお読みいただき、本当にありがとうございました。

筆者

編集協力／山内 太
カバー・本文イラスト／るるん
カバー・本文デザイン／志岐デザイン事務所（秋元 真菜美）
ＤＴＰ／一企画

小林弘幸（こばやし　ひろゆき）
順天堂大学医学部教授。日本スポーツ協会公認スポーツドクター。
1960年、埼玉県生まれ。順天堂大学医学部卒業、同大学大学院医学研究科修了。ロンドン大学付属英国王立小児病院外科、アイルランド国立小児病院外科での勤務を経て、順天堂大学小児外科講師・助教授を歴任する。自律神経研究の第一人者として、プロスポーツ選手、アーティスト、文化人へのコンディショニング、パフォーマンス向上指導に携わる。また、順天堂大学に日本初の便秘外来を開設し、腸内環境を整えるストレッチを考案するなど、さまざまな形で健康な心と体のつくり方を提案している。『医者が考案した「長生きみそ汁」』（アスコム）、『死ぬまでボケない 小林式グーパー体操』（光文社）などの著書のほか、「世界一受けたい授業」（日本テレビ）や「中居正広の金曜日のスマイルたちへ」（TBSテレビ）などメディア出演も多数。

「なんとなく…」の不安《ふあん》や疲《つか》れがスーッと消《き》える
「自律神経《じりつしんけい》を整《ととの》える１日《にち》の過《す》ごし方《かた》」を聞《き》いてきました

2021年12月１日　初版発行

著　者　小林弘幸
発行者　杉本淳一

発行所　株式会社日本実業出版社　東京都新宿区市谷本村町３−29 〒162-0845
編集部　☎03-3268-5651
営業部　☎03-3268-5161　振　替　00170-1-25349
https://www.njg.co.jp/

印　刷／堀内印刷　製　本／若林製本

ISBN 978-4-534-05888-1　Printed in JAPAN